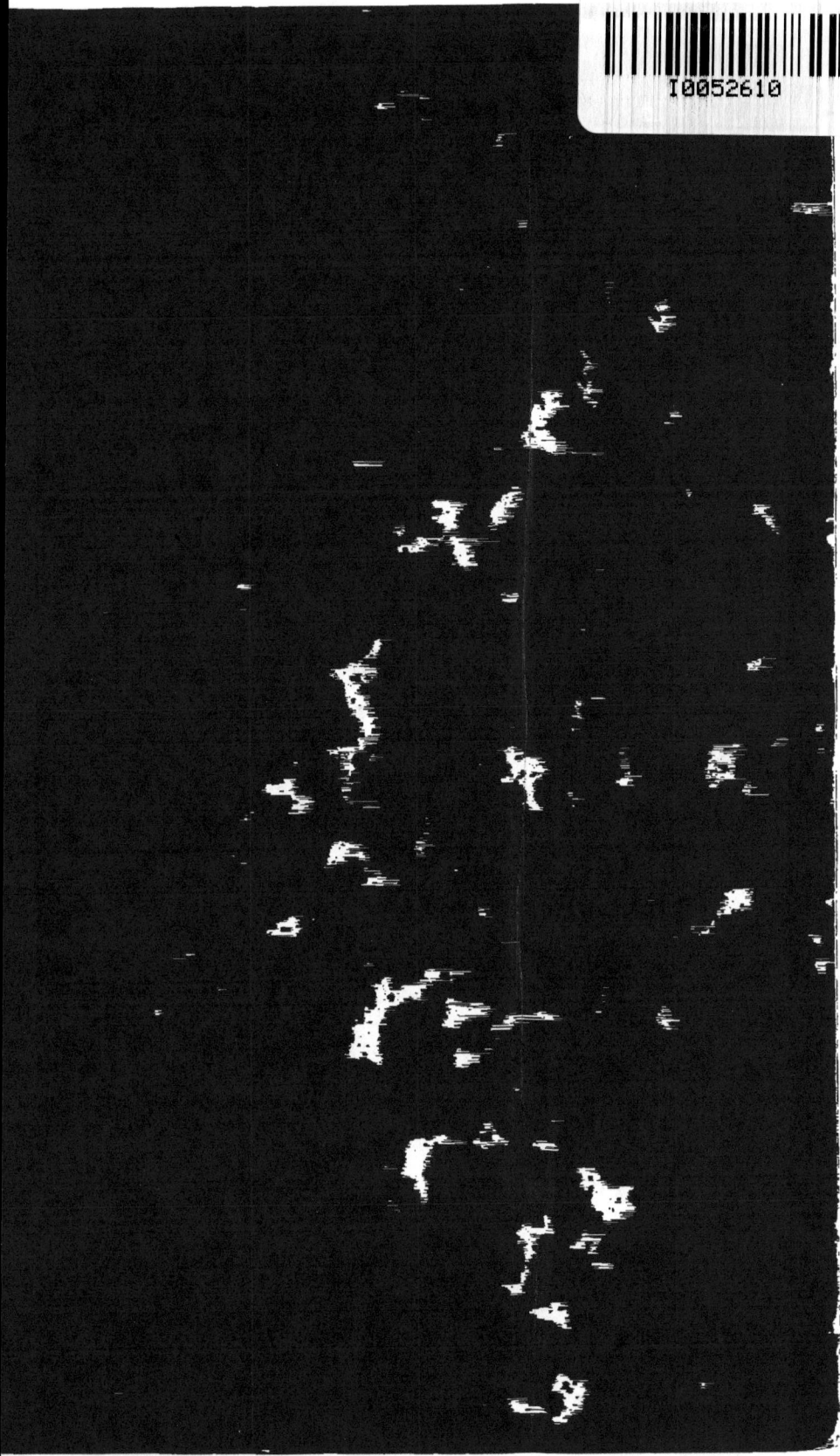

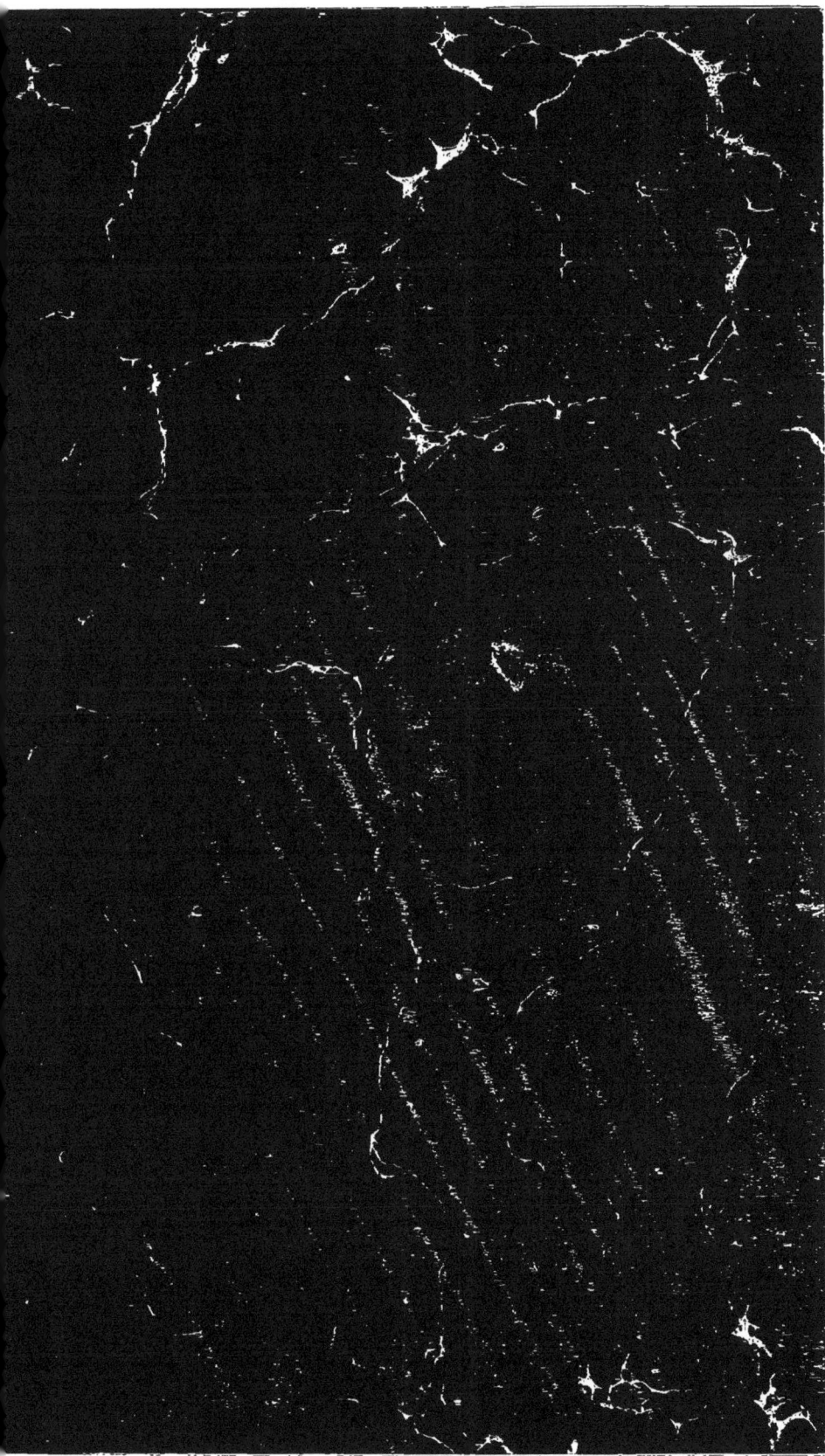

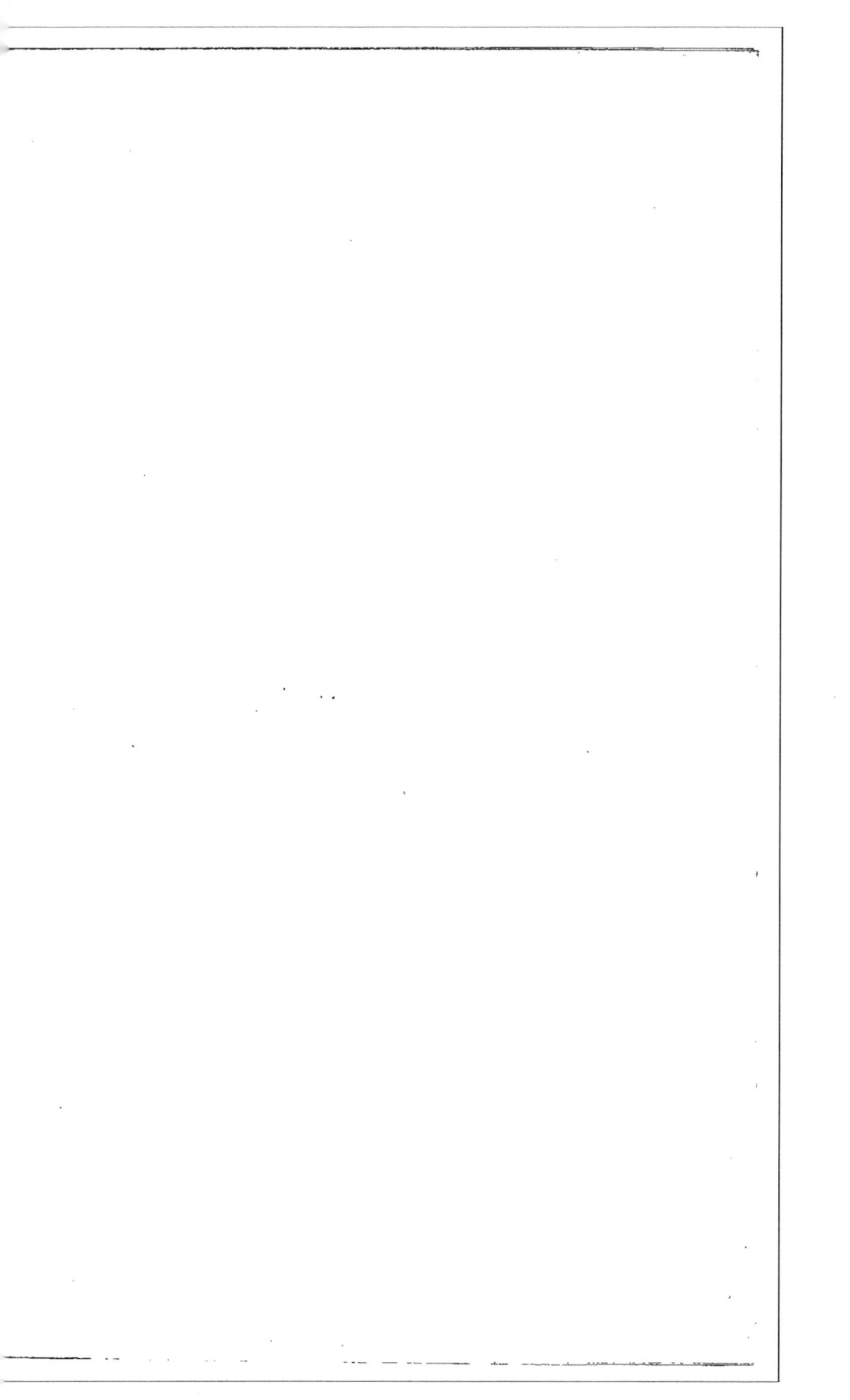

$T_c \, \frac{30}{7}$

$T.2060.$

ÉTUDES MÉDICALES

SUR

LES QUATRE AGES DE LA VIE,

OU

GUIDE SANITAIRE

POUR L'ENFANCE, L'ADOLESCENCE, LA VIRILITÉ ET LA VIEILLESSE,

mis à la portée de toutes les classes de la société ;

OUVRAGE

PRÉSENTÉ A L'ACADÉMIE ROYALE DES SCIENCES ET ADMIS AU CONCOURS POUR LE
PRIX DE MÉDECINE FONDÉ PAR M. DE MONTHYON ;

PAR M. DUPONT DE L'AIN,

Médecin de la Faculté de Paris, ancien Officier de Santé aux armées, Membre de
Société Linnéenne de Bordeaux (septième section), etc.

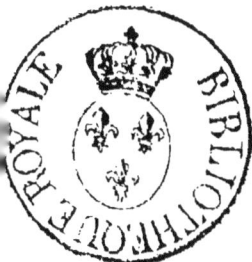

PRIX : 3 FRANCS 50 CENT.

A PARIS,

CHEZ { L'AUTEUR, rue Basse-du-Rempart, n. 44 (Chaussée-d'Antin).
GABON, Libraire, rue de l'Ecole-de-Médecine, n. 10.
Et les principaux Libraires des départemens.

—

1830.

IMPRIMERIE DE J. L. BELLEMAIN,
rue Saint-Denis, n. 268.

AUX MANES

M. LE BARON PERCY,

Professeur de la Faculté de Médecine de Paris, Inspecteur général et
Chirurgien en chef des armées françaises ; Membre de l'Académie
Royale des Sciences ; Commandeur de la Légion-d'Honneur, de
l'ordre impérial de Sainte-Anne de Russie, de l'ordre royal de
l'Aigle-Rouge de Prusse, de l'ordre du Mérite de Bavière, etc.

TRIBUT

DE VÉNÉRATION ET DE RECONNAISSANCE

POUR LES CONSEILS ET LA BIENVEILLANTE AMITIÉ DONT IL M'HONORA.

Son Elève,

Dupont de l'Ain.

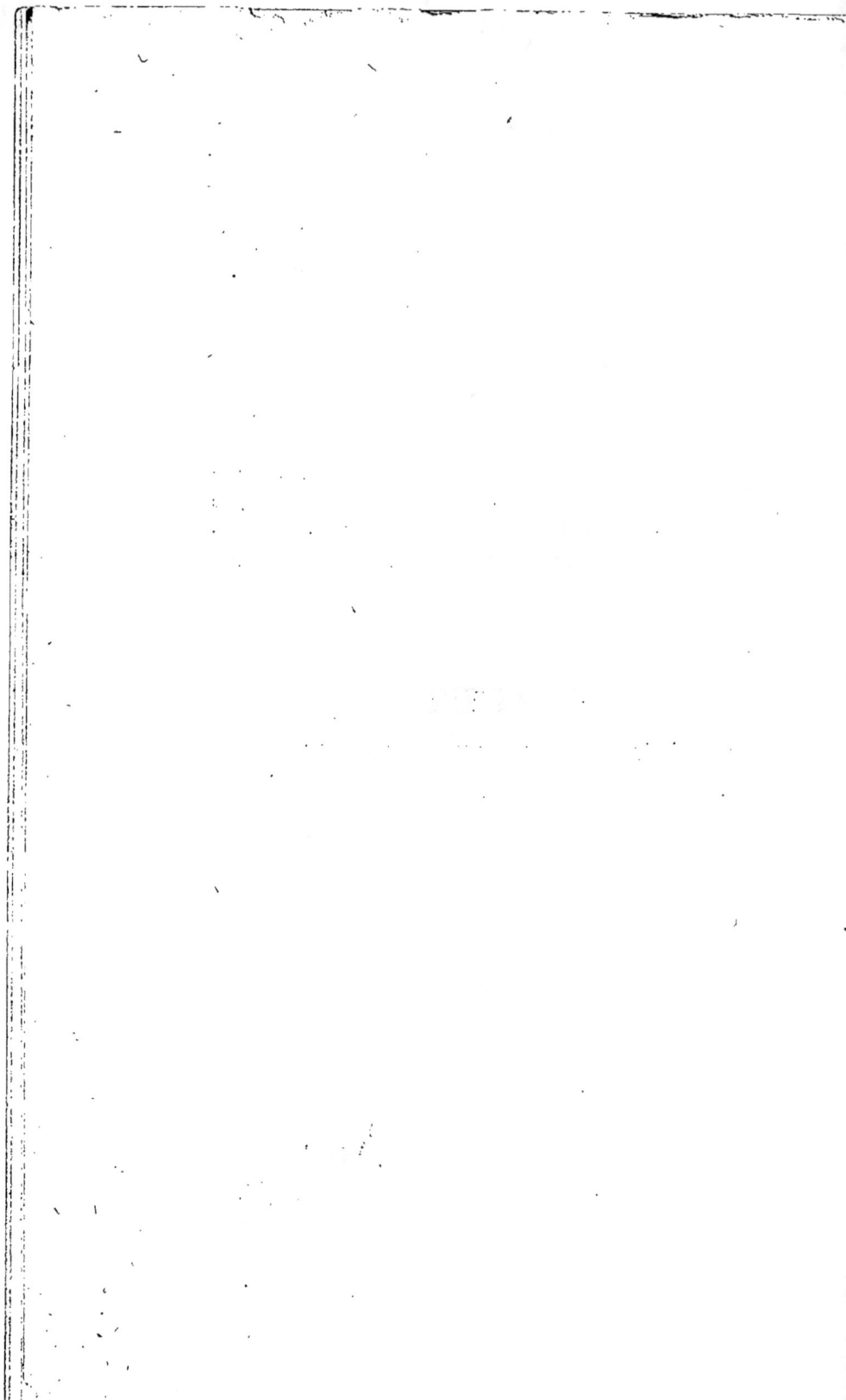

INTRODUCTION.

Un des hommes les plus illustres qu'ait produit l'Angleterre, **M.** le chancelier Bacon, a dit : *la nature doit beaucoup à l'art et l'art doit tout à l'expérience : celle-ci est la mère des systèmes.* En effet, si les découvertes sont parfois le fruit du hasard, le plus souvent elles sont le fruit de longues et pénibles recherches. Aussi, le meilleur observateur est celui qui recueille tout ce qui peut l'éclairer. L'expérience, ajoute cet homme célèbre, est la démonstration des démonstrations; l'évidence qui en résulte nous met à l'abri de tout soupçon d'infidélité ou d'illusion; ce qui nous égare, ce sont les écarts des idées systématiques. Convaincu par mes études et ma longue expérience de la vérité et de l'utilité de ces judicieux préceptes, je me suis attaché à les mettre constamment en pratique dans ma carrière médicale, en prenant l'observation pour guide. Vainement les médecins solidistes, mécaniciens, physiologistes, chimistes, etc., ne veulent voir dans l'organisme animal que des fonctions mécaniques, des réactions chimiques, etc.; ils oublient qu'il est un *principe vital* qui est lui-même le moteur général de toutes ces actions mécaniques et réactions chimiques ; c'est ce qui a fait dire à l'un de nos plus habiles chimistes, M. Julia de Fontenelle (1) : « L'Éternel a couvert d'un voile épais les phénomènes de la vie auxquels nous attribuons une partie de la chaleur animale. Toutes les hypothèses des mécaniciens, des organiciens, des chimistes, etc., échoueront toujours, lorsqu'ils voudront expliquer la cause qui produit ces diverses actions autrement que par ce souffle divin dont le Créateur a animé l'homme, et que nous désignerons par le nom de *principe vital*, ou bien de *force* ou de *puissance vitale*. Un grand nombre de médecins, l'école de Montpellier surtout, professent, avec l'illustre Barthèz, ces principes. Ils reconnaissent, avec le père de la médecine, l'influence de l'air, des eaux, des lieux, des constitutions atmosphériques, des saisons, des passions de l'âme, des tempéramens, etc., sur les maladies régnantes. Tels sont aussi les principes que nous avons adoptés, parce que, outre la sanction des siècles, ce sont aussi ceux qui, au lit du malade, réussissent le mieux, et auxquels ont souvent recours même ces novateurs dont les dangereux systèmes exercent de nos jours une fâcheuse influence sur l'art de guérir. « L'Hippocrate, a

_____

(1) Chimie médicale.

dit le spirituel Guy-Patin, est le plus beau secret de
notre métier. » Les plus grands maîtres dans l'art de
guérir ont partagé cette opinion, et, de nos jours,
plusieurs savans médecins, réunis au Dr Pougens,
ont créé un journal de médecine hippocratique, afin
de démontrer l'excellence de cette doctrine et les
effets désastreux des systèmes nouveaux.

L'ouvrage que nous offrons au public est écrit sur
ces mêmes principes, tout en adoptant ce que les
découvertes modernes peuvent offrir d'intéressant et
d'utile. Pour être plus méthodique et plus à portée
de toutes les classes de la société, nous l'avons divisé en quatre parties.

La première est consacrée à l'enfance : elle comprend la grossesse, ses symptômes caractéristiques,
les préjugés et les erreurs populaires qui s'y rattachent ; des considérations relatives au pouvoir de
l'imagination sur les femmes enceintes et sur les produits de la gestation ; les maladies diverses de la
grossesse; l'hygiène des femmes enceintes avant, pendant et après l'accouchement ; les distributions par
mois des conceptions et des naissances, l'influence
des institutions sur ces mêmes conceptions; les proportions des naissances masculines et féminines en
France, et les circonstances qui les font varier ; le
rapport des naissances des mâles et des femelles relativement à l'âge, au tempérament, etc., de l'homme
et de la femme ; le tableau de la population de l'univers,

avec le nombre annuel des morts et des naissances ;
les divers soins à donner à l'enfance ; des considérations sur l'allaitement maternel, étranger et artificiel;
sur le choix des nourrices, le sevrage, l'hygiène des
nouveaux nés, et l'influence du froid sur leur mortalité. Nous traitons ensuite de la dentition, de ses
maladies, de l'accroissement des enfans et des affections morbifiques qui peuvent l'accompagner ; enfin
des changemens que l'âge apporte dans l'habitude
extérieure du corps.

La deuxième partie a pour but l'âge de l'*adolescence*. Nous y avons détaillé les phénomènes que
présente la puberté, l'hygiène des adolescens ; la
menstruation, ses signes précurseurs, les maladies
produites par sa cessation ou sa suppression, et les
écoulemens extraordinaires ou ménorrhagies ; leurs
traitemens divers ; les préjugés sur le sang menstruel ; la leucorrhée ou fleurs blanches ; la chlorose
ou pâles couleurs, ses causes productrices ; les diverses affections vermineuses, surtout le ver solitaire ; le croup ; les croûtes laiteuses ; la teigne ; la
petite-vérole ; la rougeole ; la scarlatine ; les scrofules
ou écrouelles, etc., enfin les causes, les symptômes et le traitement le plus rationel de ces diverses
affections morbifiques.

La troisième partie se rattache aux *adultes* ou à
l'*âge viril*. Nous commençons par l'étude importante
des tempéramens, que nous divisons en tempéramens

sanguin, *bilieux*, *nerveux*, *lymphatique*, *muscu-laire*, et celui où prédomine le *système génital*. Après avoir démontré les maladies qui sont sous l'influence de chaque tempérament et les moyens propres à les combattre, nous nous occupons de l'hygiène des adultes.

Dans la quatrième partie, nous traitons de la vieillesse, des maladies qui s'y rattachent, de l'alopécie, de la calvitie, de l'hygiène des vieillards; nous nous livrons ensuite à quelques considérations sur la mort, sur les moyens propres à reconnaître si elle est vraie ou seulement apparente. L'ouvrage, enfin, est terminé par un aperçu sur le danger des inhumations précipitées.

J'ai fait tous mes efforts pour tenir cet ouvrage au niveau des connaissances chimico-médicales, et surtout pour que toutes les classes de la société puissent y trouver des documens utiles, propres à l'entretien de leur santé et à leur servir de guide dans les quatre âges de la vie. Je dois avouer que j'en ai puisé une grande partie des matériaux dans les ouvrages d'Hippocrate, de Sydenham, de Buffon, de Geoffroy Saint-Hilaire père et fils, de Julia de Fontenelle, Virey, Capuron, Coster, Bory de Saint-Vincent, Pougens, Demangeon, etc. Je dois aussi des remercîmens à M. le Dr Barthèz pour les documens qu'il m'a transmis. Enfin j'ai glané, pour ainsi dire, dans le vaste champ moissonné par les

plus savans médecins; heureux si, des faits que j'ai
recueillis, j'ai pu former un ensemble propre à contribuer au bonheur de mes semblables! Je n'ignore
point que mon travail n'obtiendra pas l'approbation
de tout les lecteurs :

Quot homines tot sententiæ.   (Térence.)

mais, si l'homme qui dirige ses études vers ce qui
peut être utile à l'humanité souffrante mérite l'indul-
gence, je crois y avoir quelques droits. Je suis,
d'ailleurs, consolé d'avance des critiques officieuses
par cette réflexion du docteur Sedillot (1) : « Il
existe pour le véritable médecin un sentiment presque
inconnu aux autres hommes, une sorte de passion
qui élève et ennoblit son cœur. C'est par elle qu'il
peut surmonter les dégoûts attachés à l'étude et à
l'exercice de son art. C'est par elle qu'il devient capable de repousser constamment par des bienfaits les
injustices des hommes.

---

(2) **Histoire de la Société de Médecine de Paris.**

TABLE DES MATIÈRES.

P

R

S

T

V

ÉTUDES MÉDICALES

SUR

LES QUATRE AGES

DE LA VIE HUMAINE.

~~~~~~

PREMIÈRE PARTIE.

ESQUISSES MÉDICALES.

Les naturalistes et les médecins ont divisé la vie de l'homme en quatre périodes bien distinctes, et bien marquées par des changemens évidens et par la prédominance de divers systèmes, dont le merveilleux ensemble forme la structure de l'économie animale (1).

Ces quatre périodes établies par Hallé, sont *l'enfance*, la *puberté*, *l'âge adulte* ou *viril*, et *la vieillesse ;* ce sont pour ainsi dire *les quatre saisons de la vie*, dont l'enfance est le printemps et la vieillesse l'hiver.

Chacun de ces âges est doué d'un tempérament différent

---

(1) Il est des auteurs qui, considérant la vie dans son ensemble, l'ont partagée en trois périodes, qu'ils ont nommées *âge d'accroissement*, *âge stationnaire*, *âge de décroissement*. Nous avons cru devoir adopter la division de Hallé, qui nous paraît plus généralement admise.

et voit quelques systèmes prédominer sur les autres, d'où viennent plusieurs affections morbifiques, qui sont plus particulièrement le partage de chaque âge et qui exigent des soins et des traitemens particuliers.

L'enfance est donc le premier âge de la vie qui s'étend depuis la naissance jusqu'à l'âge de la puberté, qui a lieu de douze à quatorze ans chez les filles, et de quatorze à seize, chez les garçons, dans les climats tempérés; car, dans ceux du nord et des pays chauds, le terme en est plus avancé ou plus reculé. La première enfance, ou *infantia*, comprend l'intervalle qui existe entre la naissance et la seconde dentition, ou jusqu'à environ six à sept ans; la seconde nommée *pueritia*, se prolonge jusqu'à l'époque de la puberté ou de l'adolescence, qui se développent, l'une vers quatorze ans, comme nous venons de le dire, l'autre vers la vingt-unième année. Avant de nous occuper de cette première époque de la vie, nous croyons devoir tracer quelques préceptes relatifs aux femmes enceintes et aux soins qu'on doit en prendre avant, pendant et après l'accouchement.

De la grossesse.

C'est ainsi qu'on nomme l'état particulier dans lequel se trouve la femme depuis le moment de la fécondation jusqu'à celui de la naissance, ou si l'on veut de la sortie du produit de la conception.

On distingue généralement la grossesse en *vraie* et *fausse*. La première donne le jour à un, deux et même plusieurs enfans. La seconde reconnaît pour cause des amas de fluides gazeux ou liquides, une mole, des caillots de sang, des polypes, des corps étrangers formés dans la matrice, l'hydropisie et les obstructions de ce viscère, les hydatides, le squirre, l'hydropisie des ovaires ou des trompes de fallope, l'ascite, les reins devenus très volumineux, la tympanite intestinale ou de la matrice, les tumeurs du mésentère, etc. etc. Enfin chez quelques femmes éminemment hystériques ' la grossesse peut être simulée par une tension spasmodique de l'utérus et du bas-ventre. C'est aux médecins à constater la vraie ou la fausse grossesse. Ceux qui sont plus spéciale-ment versés dans cette branche de l'art de guérir, se trom-pent rarement. Nous croyons cependant utile de faire con-naître quelques symptômes qui caractérisent la véritable grossesse.

Symptômes caractéristiques de la grossesse.

Les symptômes que nous allons énumérer ne se mon-trent point chez toutes les femmes; il en est même qui n'en éprouvent que quelques-uns, et certaines aucun; nous ajouterons que les symptômes ou *signes rationels*, réunis à celui du toucher, sont très incertains chez quelques femmes; le signe le plus évident, nous ajouterons même le seul incontestable, ce sont les mouvemens de l'enfant qui sont plus ou moins forts, et qui ont lieu vers le quatrième et quelquefois le cinquième mois.

Cependant, les signes suivans annoncent généralement que la femme est enceinte ou se trouve dans l'état de con-ception. Ces signes sont, la tristesse, les langueurs et le dégoût; les yeux sont cernés, la salivation est plus abon-dante, l'appétit est déréglé et parfois dépravé, le cou est gonflé, il survient des nausées et des vomissemens; l'é-coulement menstruel est supprimé, chez un petit nom-bre de femmes il persiste; le sein devient plus volumi-neux et plus ferme, le mamelon est gonflé et entouré de petits boutons à sa base, et d'une auréole brunâtre; en le comprimant entre les doigts, il en suinte un liquide séreux, qui se rapproche un peu du lait; le pouls est irrégulier, la respiration gênée; la voix est parfois rauque; il survient des hoquets, des baillemens, des palpitations, des défaillances, ainsi qu'un prurit à la peau; parfois des insomnies; enfin le ventre augmente graduellement de volume ainsi que le nombril, et la femme éprouve beaucoup plus de désirs et souvent même une sorte d'ardeur pour le coït. Mais, comme nous l'avons déjà dit, ces divers signes ne sont ni constans, ni réunis chez les mêmes sujets. Le docteur Domenech y Amaga a publié un Mémoire sur les moyens propres à reconnaître la grossesse à l'état du pouls, en voici le résumé:

On reconnaît la grossesse à l'état du pouls, en prenant pour guides les règles suivantes:

1°. Le signe pathognomonique de la grossesse, c'est le pouls dicrote répété à chaque pulsation complète; entre chaque contraction et dilatation on remarque trois coups qui forment le pouls dicrote; il ressemble beaucoup au pouls qui annonce et accompagne l'hémorragie, et avec lequel il est facile de le confondre lorsqu'on manque de finesse dans le tact.

2°. C'est avec infiniment de raison que le nom de repulsion, *bispulsation*, ou coup de marteau, *martillada*, a été donné à la pulsation que l'on remarque entre le mouvement de systole et de diastole, car elle est immédiatement suivie de la contraction qui en est comme l'effet direct; c'est un coup qui précède la dilatation et dans lequel on remarque sans cesse une inégalité qui redouble, tandis que le mouvement de sistole et de diastole est toujours égal.

3°. On ne remarque pas d'autre accélération dans le pouls que l'inégalité dans la bispulsation, dans le même nombre de pulsations et dans l'intervalle de temps qui correspond à l'état physiologique ou pathologique du sujet, sans que le mouvement de systole ou de diastole change en aucune manière.

4°. La bispulsation frappe avec plus de vigueur la pulpe des doigts que le mouvement de systole et de diastole.

5°. Cette bispulsation s'apperçoit dans toutes les artères également. Il n'en est pas toujours de même dans les hémorrhagies.

6°. Dans la grossesse, la bispulsation devient sensible entre les quarantième et soixantième jours; au commencement du troisième mois elle est plus prononcée.

7°. Ce pouls dicrote, que l'on peut appeler aussi prolifique ou fécond, signe caractéristique de la véritable grossesse, dure aussi long-temps que le fœtus demeure en vie, et s'arrête lorsqu'il meurt. Il n'accompagne point les moles et ne se manifeste point dans les autres grossesses non réelles.

8°. Quoique le pouls dicrote et le pouls hémorrhagique aient beaucoup d'analogie, cependant il sera facile de les distinguer lorsque le pouls restera à l'état dicrote après l'hémorrhagie et la menstruation, ou lorsqu'elles n'arriveront point. Si l'hémorrhagie n'a pas lieu et que cependant la bispulsation se manifeste, ou si elle continue après que l'hémorrhagie a cessé, la grossesse est certaine. Lorsque le pouls est hémorrhagique il cesse avec l'hémorrhagie.

9°. L'observation doit être faite avec soin. Le médecin devra tâter le pouls avec beaucoup de précaution et presser doucement l'artère une ou deux fois par jour.

Préjugés et erreurs populaires sur la grossesse.

Voltaire, ce fléau des préjugés et des erreurs, a dit de ceux qui se rattachent aux femmes enceintes :

> Est-ce une fille? Est-ce un garçon?
> Je n'en sais rien ; la Providence.
> Ne dit point son secret d'avance
> Et ne nous rend jamais raison.

Voilà le procès fait au charlatanisme qui prétend, par l'inspection du pouls et des urines, reconnaître non seulement si une femme est enceinte, mais si elle doit accoucher d'un garçon ou d'une fille. D'autres prétendent acquérir cette connaissance en plaçant un écu de cinq francs dans le sein d'une femme enceinte, le laissant traverser toute l'étendue du corps et tomber à terre; si la figure de l'écu se trouve au-dessus, cela annonce une fille; dans le cas contraire c'est un garçon. Il en est aussi qui, par l'attouchement des mains, croient reconnaître le sexe de l'enfant à naître. Ainsi lorsque la femme enceinte vous présente la main naturellement, c'est un garçon; si elle est retournée ou les ongles en dessous, c'est une fille.

Les anciens auteurs, et particulièrement ceux qui étaient imbus des préjugés de l'astrologie judiciaire, étaient pénétrés de toutes ces puérilités, auxquelles ils ajoutaient, comme croyance fondamentale, l'influence des points lunaires sur la conception; ainsi, disaient-ils, si la conception a eu lieu pendant que la lune est en son croissant, c'est un garçon qui en est le produit, tandis que si cet astre est dans son déclin, c'est une fille qui doit en provenir. D'après les astrologues, les corps célestes exercent la plus grande influence sur le corps humain. Suivant la tradition des Arabes, le *soleil* préside au cerveau, au cœur, à la moëlle des os et à l'œil droit;

Mercure, à la langue, à la bouche, aux mains, aux jambes, aux nerfs et à l'imagination;

Saturne, à la rate, au foie, à l'oreille droite;

Jupiter, au nombril, à la poitrine, aux intestins;

Mars, au sang, aux reins, au chyle, aux narines, aux passions;

Vénus, à la génération, à la chair, à l'embonpoint;

La Lune, sur tous les membres, mais principalement

sur le cerveau, le poumon, l'estomac, l'œil gauche et la croissance.

Buxtorf assure même que le naturel de chaque homme est en rapport direct avec la planète sous laquelle il est né. Ainsi ceux qui viennent au monde sous la domination du soleil sont, dit-il, beaux, francs, généreux; ceux qui ont été dominés par celle de Vénus sont riches et lascifs; par Mercure, ils sont adroits, intelligens et doués d'une excellente mémoire; par la Lune, ils sont valétudinaires et inconstans; par Saturne, infortunés; par Jupiter, équitables et célèbres; par Mars, heureux et guerriers.

Nous ne pousserons pas plus loin l'examen de ces doctes rêveries qui de tout temps ont trouvé et trouvent encore de nombreux sectateurs et des critiques éclairés. Maintenant que les progrès des sciences ont fait raison de ces niaiseries, chercher à les réfuter, ce serait prendre la massue d'Hercule pour tuer une mouche.

Il est beaucoup de femmes et même d'hommes qui adressent des vœux à la Sainte-Vierge pour obtenir une grossesse et une délivrance heureuses, et d'autres pour avoir à leur volonté des garçons ou des filles. Nous sommes loin de blâmer les œuvres qui se rattachent à notre croyance, nous nous bornerons donc à parler d'un seul de ces vœux, celui de Louis XIII qui consacra et son royaume et sa personne à la Sainte-Vierge, pendant la grossesse de la reine, et qui envoya à Notre-Dame de Lorette, à la naissance de Louis XIV, le poids en or du Royal enfant.

Du pouvoir de l'imagination sur les femmes enceintes et sur les produits de la gestation.

Nous allons parcourir le vaste champ des préjugés ou, si l'on veut, des croyances populaires sur les effets de l'ima-

gination sur les femmes enceintes et les produits de la gestation. Si ces préjugés ou ces croyances rémontent d'une
part à la plus haute antiquité et sont, pour ainsi dire, sanc-
tionnées par une série de traditions qui semblent comman-
der à l'opinion, ainsi que par l'autorité de quelques hommes célèbres, parmi lesquels on trouve Fernel, Olivier de
Serres, Aldrovande, Schenkius, Lemnius, et même Van-
Swieten, qu'on est fâché de trouver à côté des rêveries de
Bablot; de l'autre, les progrès des sciences et l'opinion des
naturalistes et de médecins de l'époque repoussent toutes
les merveilles ou mieux toutes les erreurs que l'on a débi-
tées et que l'on débite encore sur l'influence de l'imagination sur le fœtus.

L'esprit humain, dit le docteur Demangeon (1), court
après les illusions, et rien ne pique la curiosité comme ce
qui est rare et merveilleux. Aussi les miracles de l'imagination des femmes enceintes ont-ils toujours été accueillis
avec d'autant plus d'avidité, qu'ils étaient plus incroyables;
il en est de même de tout ce qui s'écarte du cours ordinaire
de la nature. On est moins surpris que des préjugés ridicules
subjuguent encore les gens du monde quand on voit des savans et des hommes recommandables par leur rang les ac-
créditer par des faits et des récits controuvés, et dont la fausseté aurait pu être démontrée, si, au lieu de les croire sur
parole, on eût pris la peine de remonter à la source de ces
faits et de les examiner attentivement : à coup sûr c'eût été
l'histoire de la *Dent d'or*. Nous ne partageons point cette
condescendance de Fontenelle pour les faits merveilleux,

(1) De l'Imagination considérée dans ses effets directs sur l'homme
et les animaux, et dans ses effets indirects sur les produits de la gestation. Nous aimons à publier que nous avons extrait de cet excellent
ouvrage des documens très curieux.

toute spirituelle qu'elle est ; l'on sait que cet homme célèbre, quand on lui rapportait des faits extraordinaires, marqués au coin des préjugés et des erreurs populaires, se contentait de répondre : « Puisque vous l'avez vu, je le crois ; si je l'avais vu moi-même, j'en douterais. » Mais au lieu de nous livrer à de nouvelle réflexions, donnons un aperçu des faits présentés ou, si l'on veut, des pièces du procès.

Nous avons déjà dit que l'influence des effets de l'imagination sur les produits de la gestation était professée dès la plus haute antiquité. L'on sait, par exemple, que Jacob était convenu avec Laban, son beau-père, que celui-ci lui aurait tous les agneaux qui naîtraient d'une seule couleur, et ce patriarche ceux qui seraient de plus d'une couleur ; d'après cela, Laban ne manqua point de placer, dans les abreuvoirs, des branches à moitié écorcées, pour agir sur l'imagination de ses brebis ; ce qui a fait dire à Voltaire (1), que si l'on avait demandé au gendre de Laban pourquoi ses brebis, voyant toujours de l'herbe, ne faisaient point des agneaux verts, il aurait été bien embarrassé. Il est plus probable que Jacob fit saillir de préférence ses brebis par des beliers à couleurs mêlées, afin d'obtenir, par ces croisemens, un mélange de couleurs (2).

Il a toujours existé une classe d'hommes amis du merveilleux et des préjugés, lesquels sans autre examen et sans consulter même les faits, proposent les théories les plus absurdes. C'est ainsi que le jésuite Laffiteau, d'après les

---

(1) Essai sur les Mœurs et l'Esprit des Nations.

(2) Notre opinion se trouve confirmée par le passage suivant tiré du 31e chap. de la Bible : Levez vos yeux et voyez que tous les mâles qui couvrent les femelles sont marquetés et tachetés de différentes couleurs, car j'ai vu tout ce que Laban vous a fait.

succès obtenus par le patriarche précité, affirme que la couleur noire des Africains, dans son principe, fut due à l'usage qu'ils avaient adopté de se teindre en noir; ce qui frappa tellement l'imagination de leurs femmes, qu'elles mirent au monde des enfans noirs. La même chose arriva aux femmes Caraïbes qui, par la même force d'imagination, accouchèrent d'enfans rouges. Enfin, quelques auteurs ont attribué la couleur blanche des ours, des lièvres et de divers oiseaux du Groënland, à l'influence que la couleur blanche des neiges exerçait sur l'imagination des femelles. Pour que cette assertion pût mériter quelque créance, il faudrait que les négresses, qui servent des blancs, ou les femmes blanches, servies par des négresses, accouchassent parfois, les premières d'enfans blancs et les secondes d'enfans noirs. De tels faits ne se montrent jamais, même par suite du coït des sexes des deux couleurs qui ne produisent que des métis ou croisement des races. Les Turcs même, sur ce point, sont plus philosophes que le jésuite Lafitteau; ils font servir en effet leurs femmes, dans les serails, par des esclaves noirs sans craindre qu'elles accouchent d'enfans noirs, car ils attribueraient, avec raison, cette couleur à toute autre chose qu'à l'imagination.

Fernel a entaché sa célébrité quand il a publié (1) que lorsque le paon couve ses œufs, si on l'enveloppe de linges blancs, il fait des petits tout blancs, de même que la poule en fait de diverses couleurs, si l'on peint diversement les œufs qu'elle couve. Il ajoute ensuite qu'il croit fermement que la puissance de former tient à la pensée et en dépend uniquement. Malheureusement pour Fernel, un grand nombre d'expériences tentées, d'après son opinion, n'ont jamais été couronnées d'aucun succès.

(1) De la Procréation de l'homme, liv. 7.

Un des plus illustres agronomes français, Olivier de Serres, a enchéri sur cette erreur, en proposant de blanchir
les murs du poulailler où s'opère la couvaison, afin d'a-
voir des paons blancs. Il est des paysans dans le midi de la
France qui suivent cette méthode, afin d'avoir des enfans
plus beaux et plus blancs.

Un fait bien plus extraordinaire encore, qui nous est
candidement raconté par Avicenne, c'est qu'une poule ayant
aperçu un milan, pendant qu'elle couvait, en fut si épou-
vantée que les poussins qui provinrent de cette couvée
eurent une tête semblable à celle de cet oiseau de proie.
L'on conçoit aisément qu'on ne saurait admettre une telle
aventure, qui tendrait à accorder de l'imagination aux bêtes,
que sur des faits irrécusables et surtout celui du *visu*. Nous
allons voir maintenant des effets de l'imagination sur l'espèce humaine qui sont encore plus curieux.

Aldrovande rapporte que les femmes enceintes de Pi-
cardie, frappées de l'aspect des soldats espagnols, lors du
passage de Charles-Quint avec son armée, mirent au monde
des enfans qui avaient les sourcils et les cheveux noirs et
crépus comme eux. Nous ferons observer d'abord que les
Espagnols n'ont point les cheveux crépus, et secondement,
que ce conte d'Aldrovande n'est nullement attesté par les
historiens. Il peut se faire qu'il soit né des enfans avec des
taches garnies de poils sur diverses parties du corps, comme
l'a annoncé, en 1828, M. Hyp. Cloquet, sur un jeune
homme de quatorze ans; l'on voit même en ce moment à
Paris une jeune femme avec une très-longue barbe et de
longs poils sur la poitrine; ce sont de ces aberrations de
la nature auxquelles l'imagination n'a aucune part. Un
auteur a poussé plus loin l'exagération; Riolan n'a pas
craint de dire que si une femme, durant le temps
de la conception ou de la gestation, fixe attentivement

la figure d'un diable, l'enfant qu'elle met au monde a la forme diabolique (1), comme on peut s'en couvaincre, dit-il, par un pareil monstre qui existe en Brabant, à Bois-le-Duc. Schenckius vieut corroborer l'assertion de Riolan, en soutenant qu'une femme avait donné le jour à un enfant ayant la forme d'un démon, par suite des caresses de son mari pendant qu'en carnaval il se trouvait déguisé en diable. De pareilles absurdités ne méritent aucune réfutation sérieuse.

Une opinion, pour le moins aussi extravagante, est celle de Levinus Lemnius, qui a publié (2) que si par malheur une belete, une souris ou un chat sautaient sur une femme enceinte, l'enfant en porterait infailliblement la marque; à moins qu'elle n'eût la sage précaution d'essuyer aussitôt la partie de son corps qui avait été touchée par l'un de ces animaux, et qu'elle portât ensuite cette main à la partie postérieure de son corps. De telles puérilités se refutent d'elles-mêmes. Nous en dirons autant de l'anecdote du P. Delrio, qui a pour sujet une dame d'Issigny qui fut si frappée de la vue soudaine et inattendue d'un loir, qu'elle accoucha d'un loir. Ce fut très-heureux pour elle que sa vue n'ait pas été frappée de celle d'un chameau, d'un éléphant ou d'une baleine.

Nous allons ajouter à ces contes d'autres récits non moins mensongers. A. Dulaurens fait dire à Galien qu'il donna conseil à un Ethiopien, qui désirait d'avoir de beaux enfans, de placer une belle image aux pieds de son lit et de la faire regarder attentivement à sa femme pendant l'acte du coït. Le docteur Demangeon dément ce fait, et dit que Galien a dit seulement qu'il savait, par une vieille histoire, qu'un

(1) *J. Riolani filii, de Monstri disputatione.*
(2) *De occultis naturæ miraculis*, cap. 4.

homme difforme, mais riche, voulant avoir un enfant, bien proportionné, fit peindre un bel enfant et pria sa femme de le regarder attentivement pendant la copulation, ce qu'ayant exécuté, elle mit au monde un enfant semblable au portrait précité. Saint Augustin rapporte la même anecdote, avec cette seule différence qu'il cite Denys-le-Tyran comme étant l'homme riche qui en était l'objet. Ce père de l'église dit l'avoir empruntée d'un médecin du 2ᵐᵉ siècle, nommé Soranus. Enfin, saint Jerôme (1) dit qu'Hippocrate a parlé d'une femme qui allait être punie comme adultère pour avoir donné le jour à un très-bel enfant qui ne ressemblait à aucun de ses parens ni à sa race, lorsqu'un médecin s'étant aperçu qu'il existait un portrait semblable dans la chambre de l'accouchée, elle fut absoute. Comment supposer qu'un homme aussi instruit et aussi sage qu'Hippocrate ait pu ajouter foi à une telle absurdité ? Admettre ce fait vrai, ce serait accuser d'adultère toutes les femmes et les punir comme telles. Fort heureusement qu'il suffit de parcourir ses immortels écrits pour se convaincre de la fausseté de cette assertion. En effet, rien n'annonce dans ses ouvrages que lui ni les Grecs, ses contemporains, aient cru que l'imagination pouvaient influer si évidemment sur les produits de la gestation. Non content d'avoir prêté cette opinion à Hippocrate, saint Jerôme va encore plus loin; il n'est pas étonnant, dit-il, que des femmes procurent des enfans conformes à ce qu'elles ont vu ou imaginé, puisqu'on dit que la même chose s'observe dans les haras des jumens en Espagne. Nous sommes portés à croire que l'une et l'autre opinion de ce père de l'église n'était fondée que sur des *on dit*.

Des difformités du fœtus. Parmi les anciens philoso-

---

(1) Questions hébraïques sur la Genèse.

phes, Aristote, Platon, Empédocle, etc., ont professé cette doctrine que l'imagination exerce une puissance illimitée sur les formes et les coutumes du produit de la gestation. Zachias, après avoir combattu cette opinion, lui accorde cependant une influence accidentelle et indéterminée. Parmi les modernes on trouve un grand nombre d'auteurs qui partagent l'opinion des philosophes précités, opinion qui, de nos jours, est un préjugé populaire très-accrédité, comme nous allons le démontrer par quelques exemples.

M. Bry a publié dans le tom. 28 du *Journal général de Médecine* le fait suivant : Madame Lamies mit au monde un enfant privé de l'avant-bras et de la main gauche, parce que la mère avait vu un nommé Roquelaure qui avait un moignon semblable. Cependant, la femme de ce dernier eut plusieurs enfans qui ne furent point atteints de cette difformité. M. Bry est porté à croire qu'un vésicatoire qu'on appliqua à la mère, pour des boutons et des rougeurs à la figure, pouvait avoir agi plus défavorablement sur les frêles et tendres tissus du fœtus et déterminer une inflammation, suivie de la perte de ces parties. M. Nauche partage cette théorie.

En 1801, madame Naudon donna le jour à un enfant n'ayant que deux doigts à chaque main, et deux orteils à chaque pied, tous en forme de serres d'écrévisse. On attribue cette difformité à la vue d'un mendiant qui avait une main à peu près ainsi conformée et à laquelle elle donnait souvent, afin que son enfant ne partageât pas le sort de ce malheureux. Madame Naudon passa la plus grande partie du temps de sa grossesse dans une petite arrière-boutique pouvant à peine contenir son lit, une table, et quelques chaises; sur quatre accouchemens, elle n'en avait pas eu un de naturel; ses deux premiers enfans, mal tournés, étaient morts asphyxiés en naissant; le troi-

sième, mal tourné, a vécu, et le quatrième portait la difformité.

M. le docteur Demangeon fait observer que cette dame
ne s'est expliquée qu'après l'accouchement sur le travail de
son imagination, qu'elle dit avoir été tourmentée par d'autres
objets que le mendiant cité, dont la difformité n'affectait
qu'une main et différait d'ailleurs beaucoup de celles des
mains et des pieds de son enfant, qu'elle trouvait d'abord
semblables à celle d'un dindon qui s'était plusieurs fois
offert à sa vue. Si la saine raison ne réfutait ces opinions,
il nous suffirait des observations que nous allons rapporter.

Le docteur Girard a publié, dans le tom. 46 du *Journal
général de Médecine,* un Mémoire dans lequel il rapporte
les faits suivant :

1° Madame *Richard,* pendant sa grossesse, eut son imagination fortement tourmentée par la vue d'un manchot
qui mendiait souvent à sa porte ; imbue du préjugé populaire, elle craignait que son enfant ne partageât cette difformité ; cependant elle accoucha d'un enfant bien portant
et sans aucune défectuosité ;

2° Madame *Barlant* acconcha d'un fils auquel manquait
le poignet droit, sans que jamais son imagination lui eût
rappelé aucun manchot pendant sa grossesse, ni fait craindre une pareille difformité ;

3° Madame *Chapuis,* âgée de dix-huit ans, affectionnait
beaucoup un chien qu'elle fardait et habillait en homme
pendant sa grossesse ; imbue de cette idée, son mari se
défit de ce chien sans pourtant que cela calmât son imagination. Cependant, à sa grande surprise, elle donna le
jour à une fille n'ayant ni marques ni difformités ;

4° Le docteur Bodard a présenté à la Société de médecine
de Paris un enfant vivant, mis au monde par madame *Pois-*

son. Cet enfant avait le cou, le dos et les épaules couverts de poils bruns en forme de palatine, sans que l'imagination de la mère ait été frappée pendant sa grossesse par rien de semblable ;

5° En 1807, on présenta à la Société de médecine de Paris nne fille de trois mois et demi, née à Orléans, et jouissant d'une bonne santé, quoique sans extrémités thorachiques et abdominales. Il ne restait d'autres traces qu'environ un pouce d'humérus du côté gauche, très-mobile dans l'articulation scapulo-humérale et terminé par une cicatrice encore assez marquée. Du côté droit, il n'y avait aucune trace de bras qu'une cicatrice peu apparente. De chaque côté du bassin, qui paraissait bien conformé, se trouvait un petit mamelon, aplati en forme de bouton, correspondant à chaque cavité cotyloïde et moins enfoncée du côté gauche que du côté droit, mais sans aucun reste de fémur. Cette femme a déclaré qu'elle n'avait aucune souvenance que son imagination eût été frappée d'aucun objet qui eût le moindre rapport avec la difformité de son enfant. Il est vrai que, pendant sa grossesse, elle avait éprouvé plusieurs saisissemens et plusieurs frayeurs à cause de son mari. M. Demangeon, considérant que l'influence des passions peut causer une foule d'affections de l'utérus, comme un accès de frayeur peut produire des suppressions menstruelles et même l'avortement, ajoute : pourquoi ne causerait-elle pas des contractions capables de produire l'inflammation ou le sphacèle des membres, et qu'est-il besoin alors de recourir à des transports d'imagination quand elle n'a rêvé que des dangers sans figure corporelle.

Il est des enfans qui naissent avec six ou sept doigts aux mains, sans que les mères aient nullement songé à de pareils phénomènes. Journellement ne voyons-nous pas chez les animaux une superfétation d'extrémités ; dernièrement encore

on exposait à la curiosité publique un chien à deux pates,
une brebis en ayant cinq, une vache portant à son cou une
cinquième pate terminée par cinq cornes. Nous ne finirions
point si nous voulions énumérer toutes les difformités qu'on
rencontre dans les animaux, et dont un grand nombre est
déposé dans nos cabinets d'histoire naturelle ou bien col-
porté en tous lieux comme un objet de spéculation sur la
curiosité publique. Attribuer ces difformités aux effets de
l'imagination chez les animaux serait par trop absurde.

Des monstruosités. Une partie de ce que nous venons de
dire se rattache aux monstruosités; mais il en est un grand
nombre qui sortent encore plus de l'ordre établi par la nature. La science des monstruosités est une science toute nouvelle qui est presqu'entièrement due aux anatomistes contemporains, et principalement à l'un des plus illustres zoologistes
de nos jours, M. le chevalier Geoffroy de Saint-Hilaire.
Avant eux, l'on avait recueilli un grand nombre de faits et
d'observations sans authenticité ainsi qu'une multitude d'erreurs et de traditions qui n'avaient conduit qu'à des hypothèses plus ou moins ingénieuses, qu'on décorait du nom de
théories. Marchant sur les traces de son illustre père, M. Isidore Geoffroy de Saint-Hilaire, dans un ouvrage où brille un
talent d'observation et des aperçus très lumineux (1), a dé-
fini la science des monstruosisés, une branche de celle de
la grande organisation à laquelle la zoologie, l'anatomie
et la physiologie appartiennent également. Aucun de ces
savans n'accorde ici la moindre part aux effets de l'imagination; ils établissent une cause et des lois communes, dé-
rivées d'une même cause première, qui ont produit toutes
les variétés de l'organisation.

Deux lois principales, continue M. Isidore Geoffroy,

(1) Proposition sur la monstruosité considérée chez l'homme et
les animaux.

l'une anatomique, l'autre physiologique, président donc à l'organisation de tout animal. La première est la loi d'*analogie*, d'uniformité d'organisation ; la seconde, la loi d'*harmonie*, de coordination. Il semble que la nature, dans la formation des êtres, ne puisse s'écarter de la loi d'analogie; il n'est pas douteux qu'elle puisse s'écarter de celle d'harmonie ; seulement, les êtres dont l'organisation est contraire à la loi d'harmonie ne peuvent vivre.

Causes de la monstruosité. L'auteur précité a suivi pas à pas les idées émises par son illustre père; comme nous les adoptons dans leur entier, parce qu'elles sont d'accord avec les progrès des sciences, nous allons les exposer.

S'il n'est plus complètement prouvé que toutes les monstruosités soient accidentelles, du moins peut-on affirmer qu'il en est ainsi d'un grand nombre d'entr'elles. Les expériences, dans lesquelles on a produit presqu'à volonté des monstres sont la meilleure, mais non la seule preuve à cet égard. Il est certain qu'il naît moins de monstres dans les classes aisées de la société que dans les classes les plus pauvres, où les femmes sont souvent obligées, lors même qu'elles sont enceintes, de se livrer à de pénibles travaux. Il existe deux genres de monstres, les *nosocéphales* et les *thlipsencéphales*, qui ont toujours leur cause dans une violence extérieure. Au moins, toutes les fois que l'on a pu connaître exactement les circonstances de la grossesse, on a su d'une manière positive que la mère du monstre avait reçu un coup violent sur l'abdomen, ou avait éprouvé un accident analogue dans les premiers mois de la gestation, dont la mère n'avait cessé de souffrir depuis cette époque jusqu'à son accouchement. Les circonstances qui accompagnent la naissance des nésocéphales et des thlipsencéphales sont assez différentes de celles qui accompagnent la naissance des autres monstres. Ces différences s'expliquent très-bien par la diversité des causes qui ont amené la production des uns et des autres. Toutefois, les *thlipsencéphales* et les *nosocéphales* ont aussi de nombreux rapports avec les *anencéphales* et les *dérencéphales*, et doivent même être considérés comme des genres très-voisins de ces derniers. Dans beaucoup de cas, l'anencéphalie et la dérencéphalie paraissent avoir été produites par une frayeur, par l'annonce subite d'une mauvaise nouvelle, etc.

L'influence des affections morales de la mère sur ses conditions physiques, médiatement sur celles de son fœtus, quoique sa réalité ne soit pas encore complètement démontrée, est très-admissible, et même très-vraisemblable. Il est presqu'inutile d'ajouter que cette influence doit être restreinte dans certaines limites, et que les croyances populaires, qui rapportent toutes les monstruosités à l'imagination de la mère, n'ont aucun fondement réel, quoiqu'elles soient encore admises par quelques médecins. Sans entrer à cet égard dans des développemens, que rend inutile l'absurdité d'un tel préjugé, qu'il me suffise de rappeler que les animaux ont présenté presque toutes les anomalies que l'on a observées chez l'homme.

Les monstres se divisent en deux grandes classes :

1° Ceux qui n'offrent que les élémens d'un seul sujet.

2° Ceux qui présentent les élémens de deux ou plusieurs fœtus.

Les premiers sont appelés *monstres simples*, et correspondent aux deux groupes que Buffon désignait sous le nom de *montres par défaut*, et de *monstres par renversement ou fausse position des parties*. Ces deux groupes ne sauraient être admis, puisque beaucoup de monstruosités sont à la fois par défaut et par transposition.

Les seconds sont nommés *monstres doubles* et *triples*, et

par Buffon , *monstres par excès*. Nons regrettons que le plan de cet ouvrage ne nous permette point de pousser plus loin cet examen.

Des envies, *nœvia*. Tel est le nom qu'on donne aux marques ou taches *pseudophormes* que certains enfans apportent en venant au monde, sur les diverses parties du corps , et que la croyance vulgaire attribue aux effets de l'imagination ou à quelques désirs ardens de la femme qui , en même temps qu'elle éprouve ce désir , porte sa main sur une partie du corps, où l'objet désiré se trouve ensuite empreint sur le fœtus. Ces taches se montrent plus fréquemment sur la figure. Elles affectent diverses formes et diverses couleurs unies ou mélangées ; elles ont le plus souvent une surface lisse , et rarement bosselée. La prévention fait voir dans ces taches des cerises, des fraises, des poires, des figues, des groseilles , des poissons , des grenouilles, des rats , des araignées , enfin des représentations de la plupart des objets connus , et ce serait à pure perte qu'on voudrait détromper les mères de ces absurdités , tant ce qui se rapproche du merveilleux est sujet à être préconisé et adopté sans examen. On sait cependant qu'il existe un très-grand nombre de femmes qui, pendant leur grossesse, ont éprouvé des désirs violents, sans que leurs enfans aient porté le moindre signe de l'objet désiré : ce qui a fait dire à Buffon (1) qu'il ne faut pas compter qu'on puisse jamais persuader aux femmes que les marques de leurs enfans n'ont aucun rapport avec les envies qu'elles n'ont pu satisfaire.

Il est en effet des gens qui, quoique ayant des yeux pour voir, n'ont point de jugement pour se rendre compte de ce qu'ils voient. N'est-il pas étrange en effet que Pline ait osé publier que si une femme veut que son enfant ait les yeux

---

(1) Histoire naturelle, tom. iv.

noirs, il faut qu'elle mange des rats gris. Delille a été bien plus septique quand il a dit :

> Je ne citerai point ces taches, ces couleurs,
> Ces signes d'animaux, et de fruits, et de fleurs,
> Dont, suivant nos aïeux amoureux de prodiges,
> La mère à son enfant imprime les vestiges.

Je me bornerai à rapporter deux preuves à l'appui de l'erreur de ces croyances populaires.

En 1810, le docteur Demangeon accoucha une dame qui, pendant l'intervalle des douleurs de l'enfantement, l'entretenait avec une entière conviction des effets de l'imagination maternelle sur l'enfant. Cette dame en était si convaincue qu'elle annonça à son médecin que l'enfant dont elle allait accoucher aurait une tache d'épinards au visage. Elle ne fut détrompée que lorsqu'un examen minutieux lui eut démontré qu'il n'en était rien. « Cela m'étonne, dit-elle, car ce mauvais sujet (en parlant de son mari) me jeta un jour, au visage, dès le commencement de ma grossesse, une cuillerée d'épinards qui m'a bien tracassé l'esprit. »

Le docteur Girard dit que madame D***, ayant reçu en cadeau une belle corbeille de porcelaine contenant des pêches bien imitées, eut bientôt une envie démesurée de manger de ces fruits, laquelle augmentait journellement par l'impossibilité de la satisfaire et les efforts qu'elle faisait pour la combattre, dans la crainte que son enfant n'en portât la marque. A sa grande surprise, le nouveau né fut bien portant, et n'offrit aucune indice de la marque si redoutée.

Nous ajouterons à cela qu'il n'est jamais arrivé à une femme de prédire avant l'accouchement de quelle marque son enfant serait atteint. Et certes, si l'imagination pouvait produire de tels effets, ce serait chose fort aisée ; bien plus, comme elle pourrait être affectée par plusieurs objets, il en résulterait des enfans étrangement bigarrés.

S'il est une chose qui soit propre à frapper vivement l'imagination des femmes, c'est à coup sûr la vue des supplices; cependant une quantité innombrable de femmes enceintes ont assisté aux exécutions par la guillotine, sans pour cela qu'elles aient engendré des enfans sans tête; tandis qu'on a vu des *acéphales* chez des femmes qui n'y avaient jamais assisté, et n'en avaient même jamais entendu parler.

Dans l'état actuel de nos connaissances, il est démontré que ces taches sont dues non aux effets de l'imagination maternelle, mais à nn état de gêne dans lequel s'est trouvé le fœtus dans le ventre de la mère, ainsi que par des dérangemens dans la nutrition, par des maladies même du fœtus au sein de la mère, ou par des causes à peu près semblables. Ces marques ou signes disparaissent quelquefois avec l'âge, et souvent persistent toute la vie. Au reste, elles ne sont nullement dangereuses.

Traitement de ces taches ou envies.

Nous avons déjà dit que ces signes ou taches ne sont accompagnés d'aucune douleur ni d'aucun danger; aussi ce n'est que très-rarement, lorsqu'elles présentent une surface unie, qu'on cherche à les faire disparaître: elles sont d'ailleurs indélébiles par tous les topiques connus. On a essayé d'y parvenir par les vésicatoires et les scarotiques; ces moyens n'ont pas réussi. Il eût fallu pour cela que le caustique eût pénétré très-profondément, et la cicatrice qui en eût résulté eût été plus désagréable que cette espèce de défectuosité.

Quant à celles qui forment des éminences rugueuses, ou des espèces de tumeurs de nature sarcomateuse, qui croissent souvent très-promptement, et qui sont pendantes et attachées par un pédicule mince, on les coupe avec le bistouri, ou on les enlève au moyen d'un fil ciré qu'on serre graduellement. Celles qui au contraire tiennent à la peau par une base large sont ordinairement variqueuses, exigent une dissection bien ménagée, après laquelle on les extirpe avec toute la peau qui est tachée; on lie ou l'on tort les artères qui s'y rendent, et l'on réunit promptement les bords de la plaie au moyen de bandelettes agglutinatives.

Ephélides. C'est ainsi qu'on nomme les taches de la peau, grandes ou petites, séparées ou groupées, dont la forme et la couleur varient à l'infini, mais qui sont ordinairement brunes, fauves, jaunes ou violettes. Les *Ephélides* s'observent sur le cou, le dos, les mains, la poitrine, le ventre et le visage; presque toujours elles présentent une surface unie.

Ces éphélides ou taches, si elles ne sont pas dues à un vice syphilitique ou scorbutique, indiquent au moins une altération du sang. Dans l'un et l'autre cas, on ne saurait leur opposer des moyens plus efficaces que les dépuratifs, parmi lesquels le sirop le Régénérateur du sang tient, sans contredit, le premier rang.

Du pouvoir de l'imagination des femmes enceintes sur le moral de leurs enfans.

Plusieurs auteurs ont partagé les préjugés populaires relativement au pouvoir de l'imagination des femmes enceintes sur le moral de leurs enfans. Il est bien reconnu qu'il est des vices héréditaires dans quelques familles, et que les enfans peuvent conserver les mœurs et les habitudes de leurs parens et avoir même, si l'on veut, des antipathies et des sympathies héréditaires; mais ce n'est jamais à l'imagination des mères qu'elles peuvent être attribuées. Avant de démontrer la fausseté de cette croyance populaire, exposons quelques faits.

1° Le Dr Demangeon rapporte l'anecdote suivante, tirée des Ephémérides germaniques (1). Une dame allant à la campagne vit deux voleurs pendus à une potence. Elle se mit aussitôt à prier Dieu afin de préserver d'un pareil sort l'enfant qu'elle portait. Cet enfant, devenu grand, eut, pour les potences et tous les lieux de justice, le même effroi que sa mère.

2° Olaüs, jeune Danois, avait hérité de sa mère une telle aversion pour son nom, qu'il se frappait et tombait en convulsion lorsqu'on le prononçait (2).

3° Jacques, roi d'Angleterre, éprouvait, comme on sait, une frayeur mortelle lorsqu'il voyait une épée nue. Le chevalier d'Igby a attribué cet effet à l'imagination de Marie Stuart, sa mère, qui, durant sa grossesse, avait vu des seigneurs écossais tuer son secrétaire avec cette arme, dont elle reçut elle-même quelques blessures légères en voulant le défendre. Il est plus probable, ajoute le Dr Demangeon, que le roi Jacques, encore à la mamelle, et avant l'âge de discernement, ne craignait pas plus une épée nue que les autres enfans du même âge, et qu'ainsi sa frayeur avait été acquise avec le discernement sans aucune influence directe de l'imagination de sa mère.

Nous ne pousserons pas plus loin ces citations. Je conclus de ces faits, dit le médecin précité, qu'un grand nombre de foiblesses ou d'écarts de l'esprit, attribués à l'imagination maternelle durant la grossesse, ne sont que des idiosyncrasies héréditaires ou des acquisitions dues à l'exemple, à

(1) Dec. 2, an 9, obs. 196.
(1) Act. Hatn. v. s. p. 60.

l'habitude, ou aux préventions de l'éducation. C'est de-là que naissent souvent des antipathies quelquefois si fortes contre certains alimens et contre quelques médicamens, que les malades qui, sans le savoir, les mangent ou les prennent aisément, en seraient très incommodés si on leur en faisait l'aveu, parce que leur esprit frappé de crainte produirait des spasmes qui en paralyseraient les effets ou détermine-raient des accidens plus on moins graves.

Quant aux fractures des membres qu'on observe chez quelques fœtus, loin de les attribuer aussi à l'infleuce de l'imagination maternelle, les véritables médecins ne voient que des lésions organiques qui peuvent tenir à diverses causes que M. le Dr Murat a fort bien exposées à l'article fœtus du Dictionnaire des sciences médicales.

Résumé du pouvoir de l'imagination.

Après avoir démontré que l'imagination n'avait aucune part sur les difformités de la gestation ni sur ces diverses taches connues sous le nom de signes, éphélides, etc., nous ne disconviendrons point cependant qu'elle ne puisse exercer une grande influence sur la constitution et l'état normal du fœtus. Révoquer en doute cette influence, ce serait méconnaître celle des affections morales sur les af-fections physiques. A plus forte raison chez les femmes énceintes, l'imagination peut-elle donner lieu à des affec-tions nerveuses diverses, à des convulsions, à l'avortement et même à la mort. Or, comme de temps immémorial il est constaté que la santé de la mère influe sur celle du fœtus, il est donc bien évident que celui-ci doit souffrir des affec-tions morales de la mère, non, comme le dit fort bien le Dr. Demangeon, par l'empreinte ou le transport direct de quelque figure ou image, mais par le trouble qu'en reçoivent la circulation et la nutrition des deux individus soumis à l'empire de la même vitalité. Le fœtus n'étant en effet alimenté que par le sang qui lui arrive de la mère , et ne respirant plus , ne peut, à part sa foiblesse, résister long-temps à une interruption de circulation qui est la seule voie par où lui arrive, avec le sang , l'oxigène, surtout lorsque la matrice violente généralement son corps ou partiellement ses membres par les spasmes dont elle est encore plus susceptible que les autres organes. Mais , ajoute-t-il , l'on conçoit que le désordre dans les organes et dans les fonctions de la mère , ne peut rien produire de régulier ni de déterminé pour être trans mis fidèlement et directement au fœtus. Cette opinion est celle que professent de nos jours les naturalistes et les médecins les plus instruits.

D'après l'influence du pouvoir de l'imagination sur la santé et la vie du fœtus , il est donc évident qu'on doit soustraire les femmes enceintes aux effets funestes des émotions vives et des affections morales. Nous ne saurions donc trop leur recommander d'éviter avec le plus grand soin tout ce qui peut faire naître en elles de fortes émotions et tout ce qui peut affecter vivement leur sens ou leur moral. La plus grande tranquilité d'esprit leur est donc nécessaire , ainsi que les lectures agréables , en s'abstenant avec le plus grand soin de ces romans à fantômes et autres objets fantastiques écrits dans le genre d'Anne Radcliffe , lesquels ne sont propres qu'à affecter vivement leur moral. Les promenades par le beau temps , les distractions agréables , surtout quand le moral est affecté , doivent être conseillées , ainsi que l'éloignement de toutes les causes qui peuvent produire ou entretenir les affections morales. C'est au médecin à rechercher avec soin ces causes et à les combattre suivant leur nature.

Maladies de la grossesse.

Toute maladie qui se manifeste dans un organe , par suite de l'affection d'un autre organe , est appelée *sympathique* , par opposition à celle qui l'occasionne, et qui prend le nom de *primitive, idiopathique , essentielle.* Ceci étant posé, il nous sera très-facile de rechercher les diverses maladies produites par l'état de grossesse. Nous examinerons d'abord les changemens remarquables que les organes génitaux de la femme éprouvent pendant leur développement. Après avoir passé rapidement en revue tous les symptômes , nous examinerons attentivement les modifications que la marche de la grossesse fait éprouver aux parties environ- nantes de l'utérus et du bassin , dont l'étude est essentiel- lement nécessaire , parce que c'est de la lésion des fonctions de ces organes que résulte l'état pathologique qui accompa- gne la femme jusqu'au moment de l'accouchement.

Il est très-difficile, dans l'état actuel de la physiologie, de déterminer rigoureusement les phénomènes dont la ma- trice est le siége au moment de la fécondation. Il nous suf- fira de dire aussi que cet organe éprouve un changement de forme , de situation , de volume et de texture; que ces changemens d'état et de situation peuvent avoir lieu à di- verses époques de la grossesse. L'augmentation de volume doit être un point essentiel à considérer, car c'est du plus ou du moins grand développement que dépend en partie l'intensité des maladies de la grossesse; plusieurs circons- tances peuvent contribuer par leur réunion à donner nais- sance à ces maladies : ainsi, par exemple , la grossesse d'un seul ou la présence de plusieurs fœtus ; accompagnés très-souvent de tumeurs normales , d'une grande quantité de liquide amniotique renfermé dans les membranes fœ-

tales. Cette idée ne paraîtra pas erronée, si nous examinons avec soin les symptômes que le développement de
l'utérus peut, dans la plupart des cas, déterminer à l'égard
des divers organes, et constituer pendant la durée de la
gestation les accidens auxquels la femme, par sa nature,
doit être préparée à souffrir, pour jouir plus tard des douceurs de la maternité.

L'utérus ne saurait contenir le produit de la conception,
et fournir à son développement, sans être le siége des
sympathies qui l'unissent aux autres organes, qui sont
d'autant plus vives que la femme est elle - même douée
d'une sensibilité nerveuse plus grande. Dans le commencement, la matrice agit sur le cerveau et l'estomac par
l'intermède de l'influence nerveuse; plus tard, le développement de la matrice suffit pour déterminer les vomissemens, comprime et refoule tous les organes de l'abdomen
et de la poitrine, enraie la circulation, gêne toujours et
interrompt quelquefois les fonctions des organes. Ainsi, le
poumon, le cœur, le tube digestif, les voies urinaires, les
vaisseaux pelviens et cruraux sont la plupart du tems affectés.

C'est de la même manière que nous expliquerons les divers symptômes que nous allons signaler, tels que le trouble
des facultés intellectuelles, l'apoplexie, la surdité, les
convulsions, les éblouissemens, la cécité, l'épilepsie, les
douleurs de poitrine, des mamelles, la toux, l'hémogé-
lytée, la dyspnée, le ptyalisme, l'anorexie, les vomissemens, la dépravation du goût, la constipation, la diarrhée, la rétention ou l'incontinence d'urine, les palpitations, les syncopes, les hémorroïdes, les varices, et la
durée de tous ces phénomènes morbides est plus ou moins
longue, Le diaphragme est refoulé vers la poitrine, les
muscles du ventre sont distendus, les parois éraillés, les

ouvertures inguinales et crurales agrandies ; de là la formation des hernies abdominales , inguinales et crurales
auxquelles les femmes enceintes sont souvent exposées.
La vessie et les intestins sont comprimés , chaque organe
dans un sens opposé ; les cuisses et les jambes sont œdéma-
tiées et le siége de vives douleurs ; les vaisseaux veineux
et lymphatiques exercent difficilement leurs fonctions ; les
nerfs du plexus lombaire sont comprimés vers la fin de la
grossesse.

Ce n'est guère que vers le quatrième mois que l'utérus a
acquis assez de développement et d'élévation pour gêner
la circulation des veines et des artères iliaques ; nul doute
que plus tard il ne parvienne à gêner considérablement les
fonctions de l'aorte , de la veine-cave et même de la veine-
porte.

Hypocrate avait remarqué que les femmes avaient par
fois la peau recouverte de taches rouges et même d'éruptions dartreuses ; c'est un phénomène que nous avons remarqué sur une femme qui, jusqu'à l'époque de sa grossesse n'avait jamais présenté le plus petit bouton. D'après
le rapport de Van-Swieten , de Bordeu , de Lecat , de Cam-
per, etc. , des femmes, qui avaient constamment eu une
peau très-blanche et très-douce , acquièrent , pendant leur
grossesse , une teinte jaunâtre , brune et même noire. Il est
probable que ce changement de couleur tient à la résorp-
tion de la bile , dont l'écoulement naturel aura été entravé
par la compression de l'utérus.

L'état pathologique de la femme enceinte n'étant , ainsi
que je l'ai dit plus haut, qu'un effet et non une cause, la
thérapeutique offrira dès lors au médecin un bien faible secours car l'organe sur lequel on devrait agir , pour faire
cesser tous ces désordres , est nécessaire et indispensable à
la fécondation. Le médecin est chargé, par l'exercice de ses

fonctions, de donner à la femme fécondée tous les soins que son état réclame, et de lui défendre de ne rien faire qui puisse contrarier le travail de la nature, à moins qu'un péril imminent ne menace les jours de la femme ; ici le rôle du médecin doit être à peu près passif, car sa présence doit servir seulement à favoriser l'heureuse issue du produit que renferme l'appareil générateur.

Après avoir passé en revue les diverses affections sympathiques dont la femme est atteinte durant la grossesse, nous allons examiner avec soin les maladies qui se présentent quelquefois pendant et après l'accouchement.

De l'hystérorrhagie.

Hystérorragiæ, hémorragie utérine. Cette dénomination s'applique également à tous les écoulemens sanguins qui ont lieu par l'utérus, soit pendant la grossesse, soit durant ou après le travail de l'accouchement. Les causes principales qui donnent lieu à cette hémorragie sont le décolement du placenta ou des membranes fœtales d'avec la face interne de la matrice. Elle peut survenir à toutes les époques de la grossesse, néanmoins on la remarque principalement au commencement ou à la fin. Il n'est pas rare de la voir arriver vers les premiers mois de la gestation chez les femmes primipares ; les pays chauds en présentent plus d'exemples que les pays froids ; les adhérences du placenta au col de la matrice déterminent toujours cette hémorragie. C'est pour cela que l'on divise les hystérorrhagies en deux espèces bien distinctes, l'une produite par le décolement accidentel de l'œuf, le placenta étant situé partout ailleurs que sur le col ; l'autre arrive toutes les fois que le placenta est situé sur l'orifice utéro-vaginale.

Il n'est pas toujours facile de reconnaître l'hémorragie

dans le cas d'adhérences du placenta sur l'orifice utero-va-
ginal ; le sang qui s'échappe par les parties génitales, est
un signe bien évident d'hémorragie utérine ; de plus, les
douleurs sourdes, le sentiment de pésanteur à l'hypogastre,
les douleurs des reins et des lombes sont autant de symptômes propres à faire reconnaître un dérangement dans les
organes de la génération. Il est bien plus difficile, lorsque
l'adhérence a lieu dans l'intérieur de l'utérus, de diagnostiquer
la maladie ; le sang peut être retenu, soit par les adhérences
des membranes fœtales sur les bords du col, soit par la
périphérie de l'adhérence elle-même, l'hémorragie ayant eu
lieu au centre.

Lamotte, Levret, Baudelocque rapportent un cas dans
lequel le cordon ombical s'étant rompu, donna naissance à
un épanchement de sang dans l'intérieur des membranes
fœtales sans qu'il se fît jour au-déhors. Dans une autre
circonstance, Balm, Baudelocque ont vu un épanchement
interné produit par l'occlusion de l'orifice utérin, par la
présence de la tête du fœtus. Les signes propres à caractériser
l'hémorragie utérine sont, la pâleur du visage, l'affaiblissement du pouls, les défaillances, l'obscurcissement de la
vue, un froid général et particulièrement des extrémités;
l'utérus augmente du volume, de densité et de tension, ce
que l'on peut facilement reconnaître en explorant l'anus
avec soin.

L'hémorragie de la matrice est malheureusement pour
les femmes l'accident le plus funeste dont elles puissent
être atteintes; le danger, est toujours en raison de la
quantité et de la vitesse du sang écoulé; on conçoit que
plus la grossesse se rapprochera du terme de l'acccouche-
ment et plus les accidens deviendront alarmans; les vaisseaux utérins ayant acquis à cette époque leur plus grand
degré de développement. L'hémorragie, produite par des

médicamens abortifs est infiniment plus grave que celle
qui a lieu par les causes ordinaires de la vie ; car l'irritation
qu'exercent ces médicamens ne fait qu'accroître la violence
des accidens. Les forces physiques et le courage de la
malade sont des signes favorables à la terminaison de la
maladie ; mais il n'en est pas de même de la femme faible
et facile à se décourager ; la présence du danger, la cessation des douleurs, la syncope, les mouvemens convulsifs sont ordinairement des signes fâcheux, et la mort
en est presque toujours la suite.

Le traitement de l'hémorragie utérine doit être basé sur
l'intensité des causes occasionelles et de l'époque de la
grossesse. Si ces accidens arrivaient vers le milieu de la
gestation et que l'avortement ne fût point à craindre, les
soins propres à rallentir la circulation et l'afflux du sang vers
cet organe seraient administrés ; on ferait coucher la malade horizontalement sur un lit de crin et de manière à
rendre le bassin bien plus élevé que le reste du corps. L'air
de la chambre devra être souvent renouvelé ; une température de quinze à seize degrés, sera celle qui conviendra le
mieux ; le repos absolu d'esprit et de corps doit être strictement observé ; on éloignera de la malade toutes les nouvelles qui pourraient agir sur son moral ; l'abstinence complète des solides, l'usage des boissons délayantes acidulées
et froides préparées avec le suc de groseille, de vinaigre ou
de citron, et l'application d'eau froide sur l'hypogastre. Il
faut avec soin ménager l'action vitale dans les défaillances,
car cet état est précieux et nécessaire à la formation de
caillots et au rallentissement de la circulation.

Chez les femmes fortes et pléthoriques, les saignées générales et une diète sévère seront les moyens auxquels on
devra avoir recours pour arrêter l'hémorragie ; mais lorsque
la perte du sang a jeté la femme dans un état de débilité

extrême : il est nécessaire alors de faire usage de bon vin vieux, de bons potages, et de quelques cuillerées d'une potion anti-spasmodique ; les bains chez les femmes nerveuses et très irritables seront également utiles. Burns a, dans un cas d'hémorragie, administré avec un grand succès la digitale en poudre à la dose d'un demi grain, toutes les demi-heures, jusqu'à ce que le pouls fut ramené à l'état normal, et à des doses minimes jusqu'à cessation complète d'hémorragie. Moschiou avait proposé la ligature des membres dans l'intention d'entraver la circulation, mais Hamilton a prouvé que ce moyen, bien loin d'être favorable, était au contraire très pernicieux, et que la maladie ne pouvait que s'aggraver sous l'influence d'une semblable médication.

Kok, Pasta, Andes, Burton, Lerwoy ont chacun de leur côté publié des observations propres à employer d'une manière avantageuse et immédiate l'action des astringents dirigés dans l'intérieur de l'utérus à l'aide d'injections d'eau rendue astringente par l'acide sulfurique, l'acide nitrique, l'acide acétique, etc. L'eau de mille feuilles préconisée par Pasta est aujourd'hui sans usage. Le tamponnement tant vanté par quelques-uns est proscrit par beaucoup d'autres. Nous dirons par expérience qu'à la suite d'une abondante hémorragie, qui nous faisait craindre pour les jours de la malade, nous avons employé avec beaucoup de succès le tamponnement à l'aide d'étoupes. Dans une autre circonstance, nous fûmes appelés pour donner nos soins à une femme qui depuis deux jours était atteinte d'une forte hémorragie ; à notre arrivée, la malade était dans un état de faiblesse extrême. Nous apprîmes qu'elle avait rendu environ deux litres de sang dans l'espace d'une heure ; le pouls était presque imperceptible, la face pâle, les extrémités froides, et la malade éprouvait des frissons dans tout le corps ; des mouvemens convulsifs et une syncope s'étaient manifestés une heure avant notre arrivée, nous jugeames le moment favorable de répéter les belles expériences de M. J. Cloquet sur l'acétate d'ammoniaque; nous en prescrivîmes à l'instant l'usage à la dose de quarante gouttes dans une potion composée avec trois onces d'eau de laitue, une once sirop de fleur d'oranger, à prendre par cuillerées chaque quart-d'heure; nous fîmes en même temps, par prudence, appliquer sur l'hypogastre des linges trempés dans l'eau à la glace; une heure après l'hémorragie avait cessé. Doit-on attribuer la cessation de l'hémorragie à l'eau glacée, ou bien à l'acétate d'ammoniaque? Nous nous proposons de résoudre cette question, dès que l'occasion s'en présentera.

Eichelberg a proposé de comprimer l'aorte, après avoir introduit la main dans la cavité utérine. Le docteur Pasta a employé avec succès à la dose de deux à trois grains, toutes les deux heures, le tannin en poudre. *Evrat* a conseillé l'usage de l'acide citrique; après avoir enlevé l'écorce du citron, il l'introduit dans l'intérieur de la matrice, le promène à l'aide de la main sur toute son étendue, et, après que le sang a été coagulé par la présence de l'acide citrique, il l'abandonne aux contractions de la matrice. Le citron étant pressé, laisse jaillir le suc de ses nombreuses cellules, lequel entretient l'exitation de cet organe, le force à revenir sur lui-même et s'échappe avec le reste des caillots.

Si la violence de l'hémorragie ou l'inefficacité des moyens employés pour la combattre laissaient la femme dans un péril imminent, et qu'il y eût inertie de la matrice; il conviendrait alors d'éveiller, de provoquer ses contractions, en excitant à l'aide des doigts l'orifice utérin, en même temps que l'on pratiquerait des frictions sèches sur l'abdomen; dans le cas où ces moyens viendraient à échouer, nous croyons qu'il serait nécessaire d'agir avec d'autant plus de célérité que le danger serait plus grand, et d'employer le seigle ergoté en poudre à la dose d'un gros, délayé dans trois onces d'eau sucrée à prendre en trois fois, de vingt en vingt minutes. Lorsqu'on est parvenu à obtenir le ramollissement et la souplesse du col de la matrice, le moment favorable est alors arrivé pour rompre les membranes, et laisser écouler les eaux et terminer l'accouchement, comme nous l'avons dit plus haut.

L'hémorragie peut également succéder à la parturition dans le cas d'inertie de matrice; l'immobilité et la mollesse de l'utérus, le peu de saillie qu'il forme au-dessus du pubis, la dilatation de son col, les douleurs faibles ou nulles, sont autant de signes de ce fâcheux état. Le sang chez certaines femmes coule avec tant de force que les soins les plus méthodiques, ne peuvent quelquefois l'arrêter; il faut, à l'aide des moyens que nous avons indiqués plus haut, provoquer les contractions de l'utérus. Gardien a proposé, en pareil cas, un moyen ingénieux et qui consiste à introduire dans la matrice une vessie de cochon remplie d'un liquide froid et styptique; un robinet est fixé au col de cette vessie, afin de laisser sortir le liquide au fur et à mesure que la matrice revient sur elle-même. Alors l'hémorragie s'arrête; mais l'attention du médecin ne doit pas se ralentir, car elle pourrait fort bien reparaître et exposer la femme aux plus graves dangers : on a vu quelquefois le sommeil ou une accumulation de caillots renouveler l'hémorragie cinq et même treize jours après le premier accident.

Eclampsie.

Eclampsie, *Eclampsia*. Sauvages désignait sous ce nom un spasme clonique universel avec perte de sentiment, qui diffère de l'épilepsie : en ce qu'il est aigu, quelquefois remittent ou tout-à-fait continu ; et de la convulsion, en ce qu'elle est partielle, et que pendant qu'elle a lieu, le sujet conserve le sentiment. Sauvages n'a pas cherché à approfondir sa définition ; la subtilité des idées sur lesquelles il s'est fondé prouvent assez qu'en donnant le nom d'éclampsie syphode à la fièvre maligne spasmodique de Sennert, à la raphanie de Linné, et ceux de verminum, de rachialgique, par les douleurs des dents, par l'ischurie, par la plethore, etc. Il n'avait pas une idée juste de cette maladie. Enfin une éclampsie des femmes en couche a été désignée par quelques auteurs sous le nom de convulsions puerpérales, d'apoplexie hystérique, apoplexie laiteuse, épilepsie hystérique, éclampsie de l'accouchement. Les causes sous l'influence desquelles cette maladie parvient à se déclarer sont un état pléthorique généralement regardé comme le plus propre à son développement, quoiqu'on l'ait rencontrée dans toutes les constitutions ; la distention extraordinaire de l'utérus, l'habitation dans les grandes villes, tout ce qui peut contribuer à augmenter la quantité du sang, la fréquentation des bals, des spectacles, les affections morales, pénibles ou agréables. On l'a vue quelquefois régner d'une manière épidémique sous l'influence directe de l'atmosphère, de la longueur du travail de l'accouchement, de la présence du placenta dans la matrice, et de la suppression des lochies. Delamotte dit avoir vu, à la suite d'une forte distention de la vessie, produite par une trop grande quantité d'urine l'éclampsie survenir, et cesser après avoir pratiqué le cathétérisme; il n'est pas très-rare de voir l'éclampsie, succéder à la paralysie, mais alors le pronostic devient par cela-même plus fâcheux.

Ce n'est guère qu'après l'accouchement que cette maladie se déclare; le début est quelquefois précédé par des hallucinations, des vertiges, des palpitations, des mouvemens convulsifs des membres et de la face, des douleurs lombaires, la contraction de l'anus et de la vessie. La bouche laisse échapper un liquide écumeux; les extrémités sont froides; les artères de la tête battent avec force et il survient des convulsions avec perte du sentiment. A cette série de phénomènes succède peu-à-peu un calme plus ou moins parfait, alors la femme semble sortir d'un sommeil fatigant; la flaccidité du ventre et la vue de l'enfant sont quelquefois pour elle les seules preuves de son accouchement.

Si le fœtus est encore dans l'intérieur de l'utérus, ou qu'il soit sur le point de franchir la vulve, pendant que la mère est en proie aux douleurs de l'éclampsie, son existence est toujours précaire s'il parvient toutefois à résister aux douleurs de l'accouchement. Le traitement à suivre pour arrêter la maladie est le même que celui dont on se sert pour traiter les diverses affections convulsives. Presque toujours ce genre de maladie a été abandonné à l'empirisme; ainsi, la plupart des médecins ont recommandé de le combattre par les stimulans diffusibles, par les toniques aromatiques ou amers, en un mot, par tous les moyens propres à accélérer l'action vitale; d'autres ont préconisé les sédatifs narcotiques; certains ont prodigué le musc, l'huile animale de Dippel, le castoreum, les huiles essentielles, le quinquina, le vin, l'opium, etc.; on joint souvent à ces moyens les rubéfians, les vésicatoires, les cautères, dans l'intention toujours de ranimer la malade, de rappeler la vie qui lui échappe, et de réveiller le système nerveux endormi, enfin de combattre la faiblesse et l'atonie des organes. Si les anciens et même quelques médecins de nos jours recommandent de stimuler les malades atteints d'éclampsie, nous recommandons au contraire, avec les médecins physiologistes et avec les humoristes, les bains tièdes, les effusions froides sur la tête, les émissions sanguines générales ou locales, les narcotiques dans l'intervalle des accès, lorsqu'il n'existe pas d'afflux vers le cerveau, et les toniques quand l'estomac est exempt de toute irritation; les dérivatifs de la peau aux extrémités inférieures, comme les sinapismes ou les vésicatoires. Les ventouses scarifiées le long du rachis nous ont produit des résultats très satisfaisans, l'on doit placer quelques sangsues sur le trajet de la veine jugulaire et entretenir un écoulement permanent en réappliquant une ou deux sangsues de chaque côté, et les renouvelant dès que les premières piqûres auront cessé de couler. L'application simultanée de la glace sur la tête offre aussi un puissant secours. Ce moyen nous a très bien réussi dans un cas de méningite aiguë. Tels sont à peu près les moyens généraux de traitement employés dans cette affection.

Il ne suffit pas au médecin de savoir administrer les médicamens et de connaître leurs propriétés, il faut qu'il sache discerner les effets de la cause des maladies, afin de ne pas attaquer les uns pendant qu'il aurait dû frapper sur les autres. Si le travail de l'accouchement est déjà commencé, on procédera de suite, à l'aide de la main ou du forceps, à la terminaison, afin de diminuer la tension des parties et faciliter le libre cours du sang; quelques momens de retard pourraient rendre l'état de la mère fort grave, tandis que les manœuvres ne sauraient jamais compromettre autant son existence.

On doit en outre mettre en pratique tous les moyens qui pourraient agir sur le moral de la femme, distraire son imagination des objets qui sont susceptibles de l'affecter. Il arrive très souvent qu'à la suite de cette maladie un état de débilité s'empare de la femme; cet état exige l'emploi d'une médication tonique; mais il ne faut pas oublier qu'au milieu de cette faiblesse extrême l'estomac peut être encore le siège d'une irritation que la présence des alimens ne ferait qu'aggraver et qui à son tour réagirait sur le cerveau, et exposerait la mère à des nouveaux dangers.

De la Phlébite utérine.

Phlébite, *phlebitis*. L'inflammation des veines n'a été connue qu'après les travaux pleins d'intérêt de Meckel, Hunter, Ribes, Marjolin, Travers, Brechet et Dause. Le siège de cette maladie se trouve situé dans les tissus des troncs et ramifications veineuses; les causes déterminantes sont: les ligatures, exercées sur le trajet des veines, ses contusions, les plaies à la suite de la saignée, les déchirures de leurs tuniques; on doit rapporter à cette dernière cause la phlébite utérine, l'inflammation consécutive de la matrice et de ses annexes. On conçoit très bien que l'inflammation, par suite du décollement du placenta, puisse remonter depuis les ouvertures des sinus utérins jusqu'à des distances plus ou moins élevées dans l'intérieur des veines. Des caillots de sang, des lochies altérées, des portions du placenta putrefiées, peuvent encore donner naissance à la phlébite utérine; ainsi que certaines constitutions atmosphériques et prédispositions particulières aux femmes que le petit nombre d'observations n'a pas encore permis de bien déterminer. Il est difficile, dans l'état actuel de la science, de savoir si la phlébite utérine est primitive ou consécutive à la métrite.

Les signes précurseurs et les phénomènes propres à faire reconnaître cette maladie sont : l'augmentation de volume de l'utérus, qui s'élève jusqu'à la hauteur du pubis; une douleur plus ou moins vive se fait sentir sur la région hypogastrique, et la tuméfaction du ventre s'accroit de jour en jour. Toutefois, cette maladie n'est apparente qu'autant que l'organe utérin est affecté dans toutes ses parties; car dans le cas où la phlébité est partielle, la tuméfaction est aussi moins sensible. Le dérangement qui se présente, pendant le cours des lochies, dans la marche de cet écoulement, est un signe pathognomonique assez important pour qu'on ne dédaigne pas d'y porter toute son attention, non-seulement par rapport à la quantité de liquide lochial, mais encore par l'altération des sécrétions et par la présence d'une matière purulente blanchâtre, épaisse, sanieuse et fétide. Il est très difficile, comme nous l'avons dit plus haut, que les organes environnans ne participent point à l'inflammation.

Le traitement qu'il convient d'administrer dans cette affection morbifique est le même que celui de toutes les maladies inflammatoires; les saignées générales et locales, les injections et fomentations avec les décoctions et les cataplasmes émolliens, etc. On débutera toujours par les saignées générales et par les injections dans le vagin et même dans l'utérus, non-seulement comme calmant, mais encore dans l'intention de faire sortir, à l'aide du liquide injecté, les caillots ou portions de placenta restées dans la matrice; le régime diététique, les frictions avec un liniment camphré et opiacé seront pratiquées sur l'hypogastre, et termineront le traitement de la phlébite utérine.

De la Fièvre de lait.

Febris lactea. La fièvre de lait est encore une des maladies propres aux femmes en couche; cette maladie est
caractérisée par un mouvement fébrile qui précède la sécrétion du lait chez les femmes récemment accouchées ;
elle debute par l'accélération du pouls, l'augmentation de
la chaleur, la rougeur de la face; la tête est lourde et douloureuse, avec diminution ou suppression des lochies; la
sensibilité et la tuméfaction des mamelles s'étend jusqu'aux
régions axillaires. Les divers symptômes se présentent ordinairement vers le troisième jour de l'accouchement, et se
terminent dans l'espace de vingt-quatre heures; alors les
lochies reprennent leurs cours de même qu'auparavant;
la sécrétion du lait s'établit : une émission abondante des
urines et des sueurs terminent ce travail.

Si la mère se propose de nourrir l'enfant, alors la succion
des mamelles entretient un afflux vers ces organes, et la
sécrétion du lait s'établit d'une manière continue. Un autre
ordre de phénomènes se présente lorsque la mère ne nourrit pas; les glandes mammaires et toutes les parties envi-
ronnantes se gonflent, se tuméfient, le lait coule avec
abondance pendant quelques semaines, et finit bientôt par
cesser de couler ; mais que deviennent les autres organes à la
suite de la suppression de cette sécrétion ? L'utérus conserve
son excitation par l'écoulement modéré des lochies ; les urines sont rendues en abondance, la peau est presque toujours recouverte de sueur, ce qui supplée à la sécrétion des
glandes mammaires qui cessent de couler faute de succion.

On a remarqué qu'en général la fièvre de lait était bien
plus intense chez les femmes pléthoriques et délicates que
chez les femmes de la campagne, habituées à des travaux

fatigans; mais on doit observer aussi que ces femmes sont dans l'habitude de nourrir leurs enfans, et que c'est là probablement le motif du peu d'intensité de la fièvre de lait chez elles.

Maintenant, si nous recherchons les véritables causes de cette fièvre, nous verrons qu'elle tient essentiellement à un travail naturel des glandes mammaires, afin de les rendre aptes à sécréter le liquide auquel on donne le nom de *lait*. Cette théorie paraît infiniment plus probable que celle que certains médecins admettent encore de nos jours, d'après laquelle la fièvre de lait serait due à un transport d'humeur lactée de la matrice vers les mamelles. Si quelque cause morale vient à troubler leur fonction, il n'est pas rare alors de voir le péritoine, l'encéphale, l'estomac ou la matrice devenir le siége d'une inflammation plus ou moins intense, et offrir très souvent une terminaison fâcheuse. Les mamelles alors s'affaissent, le lait ne coule plus, et l'organe, sur lequel s'est portée l'irritation, présente tous les symptômes inflammatoires propres à cet organe.

Après avoir examiné les causes qui arrêtent la sécrétion du lait, il est nécessaire d'étudier celles qui, dans certains cas, augmentent au contraire cette sécrétion. Les symptômes qui se présentent en premier lieu sont des douleurs pulsatives avec augmentation de chaleur et de volume des parties; ces causes dépendent quelquefois : de l'irritation des voies digestives par l'usage des liqueurs excitantes et des alimens trop nourrissans, etc.

Les moyens de seconder la fièvre de lait se réduisent à faire garder à la femme un repos complet d'esprit et du corps, la mettre à l'usage d'une boisson adoucissante, et de quelques bouillons de poulet ou de veau. Si la femme n'était pas dans l'intention d'allaiter son enfant, il faudrait la soumettre à un régime encore plus sévère, lui faire couvrir la poitrine ainsi que l'abdomen avec des serviettes chaudes; et lui prescrire une tisane faite avec la racine de canne, la limonade ou le petit-lait de Weisse.

Nous ne nous occuperons pas de réfuter une erreur populaire sur le prétendu lait répandu des femmes qui n'ont pas nourri leurs enfans. C'est à cette cause que les commères font remonter toutes les maladies qui ont lieu par la suite à tel point, qu'elles se croient en droit d'attribuer au lait la cause d'une maladie qui se déclare cinquante ans après le dernier accouchement, ou bien encore à l'oubli d'un purgatif.

Hygiène des femmes enceintes, avant, pendant et après l'accouchement.

La gestation n'étant pas précisément une maladie, le médecin se bornera à seconder la nature toutes les fois qu'elle se présentera sous des auspices favorables. La femme enceinte évitera tout ce qui pourrait déterminer chez elle un dérangement quelconque dans les fonctions de ses organes, afin de ne pas entraver le développement de l'utérus; elle devra respirer un air pur, s'entretenir d'idées agréables, faire usage d'alimens de facile digestion et de nature végétale, prendre un léger exercice, se promener à pied le matin et le soir par un temps sec et tempéré; éviter autant que possible d'aller en voiture et dans le cas où elle serait obligé d'en faire usage, prendre celles qui seraient le mieux suspendues; enfin ne pas soulever ni porter des fardeaux. Les femmes de la campagne, habituées aux travaux pénibles, prennent peu de précaution à cet égard, et rarement elles éprouvent d'accidens graves; il n'en est pas de même de celles des villes, qui sont d'une constitution délicate, habituées à des travaux légers, généralement nerveuses et d'une susceptibilité excessive; les plus grands ménagemens leur sont indispensables pour arriver heureusement à l'époque de la parturition.

Les odeurs de toute espèce, exerçant une action directe sur le système nerveux, doivent être évitées soigneusement, surtout lorsqu'elles sont douées d'une volatilité extrême, le musc par exemple; il est cependant des femmes sur lesquelles ces odeurs n'ont aucune influence. La nature des vêtemens doit être analogue à la saison; les mouvemens ne doivent point être gênés par la forme des robes; aucune pression ne devra être exercée sur l'abdomen.

Vers le commencement de la grossesse la femme s'abstiendra d'introduire à la fois une trop grande quantité d'alimens dans l'estomac, afin de ne pas augmenter encore l'irritation sympathique de l'utérus; elle pourra en augmenter la dose à mesure qu'elle approchera du terme de la grossesse, dans le cas seulement où l'estomac ne serait pas trop irrité. Il faut entretenir la liberté du ventre par l'usage de lavemens émollients; on recommande vulgairement aux femmes enceintes de manger plus qu'à l'ordinaire, afin de fournir à l'existence de deux; ces conseils peuvent quelquefois devenir, pour la mère et l'enfant, très souvent fort pernicieux. Il arrive souvent que, par suite d'indigestion, le ventre se tuméfie; des coliques, des vomissemens se déclarent, et la mort quelquefois de l'un ou de l'autre sont les suites funestes de l'intempérance de la mère.

Les boissons échauffantes, comme les liqueurs alcooliques, le thé, le café, les glaces, etc., sont toujours nuisibles aux femmes enceintes; l'eau colorée avec un peu de vin vieux sera la boisson dont elles pourront faire usage.

Les bains, quoiqu'ils aient été proscrits par les anciens,

sont cependant très convenables pour prévenir ou calmer les coliques et les convulsions qu'éprouvent certaines femmes nerveuses ; c'est un bon moyen hygiènique pour celles qui sont douées d'une constitution lymphatique. Les grandes réunions, telles que les bals, les spectacles, ne leur conviennent jamais ; l'air y est vicié, et par cela même très nuisible à leur santé ; le coït est le plus souvent la cause fréquente de l'avortement, aussi faut-il autant que possible éviter de s'y livrer, ou du moins prendre les plus grandes précautions pour ne pas comprimer l'abdomen.

L'avortement n'a ordinairement lieu que vers le commencement ou la fin de la gestation ; à cette époque l'utérus est tellement distendu que la plus légère cause d'excitation peut déterminer cet accident ; il se présente rarement du quatrième au septième mois de la grossesse. Dans le cas de grossesse en besace, occasionné par l'extrême relâchement des parois de l'abdomen, cédant au poids de la matrice, on aura soin de combattre cet accident par une ceinture ventrale, placée de manière à ce qu'elle soutienne et relève le ventre et qu'elle ne gêne en rien le développement de l'utérus ; sans cela les tiraillemens du ventre et l'élargissement de la ligne blanche seraient nécessairement les suites inévitables de cette grossesse.

L'état plétorique, résultant de la suspension de l'écoulement du sang menstruel, dont la totalité ne sert point à la nutrition du fœtus, détermine fréquemment chez les femmes enceintes la plupart des maladies sanguines et inflammatoires, telles que l'hémopthysie, les palpitations, les syncopes, la toux, les affections cérébrales, séreuses et muqueuses : la saignée générale et locale convenablement dirigée est le seul moyen rationel d'arrêter les progrès du mal ; les demi-bains sont utiles dans les douleurs des lombes, des reins et de l'utérus. La dyssenterie, qui, quelquefois se déclare pendant le temps de la grossesse, doit être traitée par les topiques émolliens, les sangsues à l'anus et la diète sévère; l'avortement ici est moins à redouter que les suites de la dyssenterie.

Les goûts bizarres, effets de l'irritation sympathique de l'encéphale, offrent au médecin peu de moyens de les combattre; les personnes qui entourent celles qui les éprouvent doivent exercer à leur égard une surveillance active afin de s'opposer à des penchans malheureux. Le trouble de l'encéphale ne se borne pas toujours au désir de posséder des objets de toilette ou de manger des mets recherchés; il va quelquefois jusqu'à leur faire concevoir une haine mortelle pour leur mari, leur amant, leurs enfans, et à chercher les moyens les plus détournés pour satisfaire leur malheureuse passion. Ces femmes conviennent généralement des fautes qu'elles commettent. Cet état de dérangement dans les idées est passager et cesse presque toujours après l'accouchement.

Les fonctions du médecin doivent être, pendant l'accouchement, plus que partout ailleurs l'objet des attentions les plus assidues. Au premier cri de douleur, il doit s'identifier avec l'accouchée, souffrir ce qu'elle souffre, et lui prodiguer les soins les plus minutieux.

Un air pur et une température moyenne sont les conditions les plus favorables au bien-être de la femme en couche; un air trop froid pourrait occasionner des douleurs rhumatismales, et l'inflammation de quelques autres organes par suite de la suppression de la transpiration; un air trop chaud produirait les hémorragies, l'accélération de la circulation, ainsi que les congestions cérébrales; on ne doit conserver dans la chambre de la femme en couche ni odeurs ni plantes aromatiques qui, comme nous l'avons dit, sont susceptibles d'irriter le système nerveux.

Les alimens seront administrés en raison de la durée du travail; ainsi, lorsqu'il aura été long et douloureux, il sera nécessaire de soutenir les forces de la malade par des alimens de facile digestion, de manière à ne pas surcharger l'estomac, ni provoquer les vomissemens pendant ou immédiatement après la délivrance. Si le travail, au contraire, paraît près de se terminer d'une manière prompte et heureuse, on devra donner une alimentation plus facile et moins abondante. Les excrémens doivent être aussi expulsés à mesure de leur formation. S'ils séjournent long-temps dans l'intestin, la partie la plus liquide étant continuellement absorbée, ils deviennent de plus en plus consistans et la constipation s'accroît ainsi d'elle-même; il convient alors d'y remédier par des lavemens émolliens; on videra la vessie par le cathétérisme pour éviter la paralysie de cet organe qui arriverait indubitablement, comme nous en avons vu des exemples par la distension de la vessie produite par la quantité du liquide.

Tout ce qui peut gêner la femme pendant le travail de l'accouchement doit être éloigné de sa présence, l'accoucheur et l'assistance de deux femmes doivent suffire; un plus grand nombre de personnes, non seulement gênerait par sa présence, mais encore l'air de l'appartement en serait vicié. Si la femme, après être accouchée, éprouvait des accidens nerveux, on lui donnerait une potion éthérée et laudanisée, et l'on appliquerait et des cataplasmes et des fomentations chaudes sur l'abdomen. Il existe dans l'accouchement des vraies et fausses douleurs; celles-ci se reconnaissent à l'irrégularité et à la direction des douleurs, tandis que les premières sont caractérisées par la dureté excessive ainsi que par les contractions de la matrice; cette dureté n'est sensible à la main que pendant le moment des douleurs. Il y a plusieurs manières de placer les femmes

dans le moment de l'accouchement : en Angleterre, on se
sert d'un fauteuil ; en Espagne, elles se tiennent sur les
genoux et les mains, ou bien elles sont placées sur un lit
ordinaire ; en France, on se sert d'un lit de sangles ayant à
sa partie inférieure une traverse contre laquelle la femme
appuie les pieds pour seconder les contractions de la
matrice, deux matelas sont placés sur le lit, un sous le
bassin de la femme et l'autre ployé en deux servant à soutenir le dos et la tête ; on se sert quelquefois aussi d'une
toile cirée pour empêcher le liquide de pénétrer dans le
matelas. Lorsque le col de la matrice a acquis autant d'é-
tendue que les bords des grandes lèvres, les membranes
peuvent alors être rompues, le doigt indicateur suffit pour
faire cette opération. Nous ne parlerons même pas de
tous les procédés auxquels on a eu recours : les uns em-
ployaient un grain de sel, les autres un clou ou une alu-
mette, etc. M. Baudelocque même pense qu'on ne doit
jamais pratiquer cette opération ; les membranes, dit-il,
n'étant pas assez denses pour ne pas se rompre spontanément. Après la délivrance, l'accoucheur doit examiner avec
une scrupuleuse attention l'état de la matrice et des parois
de l'abdomen ; si par l'inertie dans les contractions de l'utérus, une hémorragie se déclarait, comme cela arrive très souvent, on stimulerait cet organe à l'aide de la main, ou
bien par l'usage du seigle ergoté ; on pourra pratiquer une
injection d'eau émolliente après la délivrance, afin d'entraîner quelques caillots ou portions de placenta qui auraient
pu rester dans l'intérieur de la matrice ; les parties génitales
externes seront ensuite lavées avec de l'eau émolliente
tiède, et garnies de linges bien secs et bien propres, que
l'on devra renouveler matin et soir ; un cataplasme fait avec
de la farine de graine de lin ou des fomentations émollientes
serviront à recouvrir l'hypogastre, et la rétraction de l'utérus

sera favorisée par un bandage de corps ; l'air sera souvent renouvelé ; on se gardera bien de surcharger de couvertures la nouvelle accouchée et de fermer hermétiquement les rideaux ; on éloignera d'elle avec soin toutes les impressions pénibles et même agréables, vu qu'elles sont susceptibles d'exciter le système nerveux. Une tisane émolliente, faite avec de la racine de guimauve ou de la graine de lin, et édulcorée avec le miel, ou de l'eau d'orge et de chiendent sucrée, servira de boisson ordinaire ; la mère sera mise de suite au bouillon de veau, si elle n'a pas trop souffert pendant l'accouchement, et surtout si elle se dispose à allaiter son enfant ; dans le cas contraire, la diète sévère devra être strictement observée. Au moment où la fièvre de lait se manifestera, on supprimera à la malade toute espèce d'alimentations ; plus tard des potages de crème de riz, et d'autres alimens plus solides seront donnés et progressivement augmentés ; le petit lait de weisse, la décoction de canne et de pervenche sont généralement employés pour faire passer le lait. M. le professeur Desormeaux a remarqué que cette dernière augmentait l'écoulement des lochies.

Le repos le plus parfait sera observé de la part de l'accouchée, à cause de l'état de relâchement des parties génitales et du bassin ; autrement on aurait à redouter une descente de matrice, comme cela arrive fréquemment aux femmes de la campagne, qui par cela même qu'elles sont habituées à des travaux rudes croient qu'il leur est permis de braver impunément les suites de couches ; elles vont quelquefois jusqu'à se glorifier de s'être livrées à leur occupation plutôt que leur voisine. Il est nécessaire que la femme reste de huit à neuf jours au lit, afin de donner aux parties le temps de récupérer les forces nécessaires à leurs fonctions, et de reprendre graduellement leurs habitudes; il est rare alors qu'il arrive quelque accident.

La coquetterie a porté quelques femmes à employer des médicamens astringens pour diminuer et rendre aux parties génitales leurs premières dimensions; ce n'est que lorsque les lochies ne coulent plus qu'on pourrait tout au plus s'en servir; mais cela devient inutile, et le repos des parties est le meilleur tonique qu'on puisse employer en pareil cas, et la sensibilité du moins ne s'en trouve pas émoussée.

Distributions par mois des conceptions et des naissances.

M. le Docteur Villermé a lu en 1829 à l'Académie royale des sciences un mémoire très curieux sur la distribution par mois des conceptions et des naissances de l'homme, considérée dans ses rapports avec les saisons, les climats, le retour périodique annuel des époques du travail et du repos, d'abondance ou de rareté des vivres et avec quelques institutions et coutumes sociales.

Pour se créer un terme de comparaison, cet honorable médecin a rassemblé des diverses parties de la France les naissances de 1819 à 1825, qui se montent à 7,651,437. Il les a ensuite réunies mois par mois, et après les avoir réunies au nombre total de 12,000, pour les mieux comparer, il en a conclu d'une manière absolue les naissances proportionnelles de chaque mois et conséquemment les conceptions.

Le premier résultat général obtenu par le docteur Villermé, est que les six mois où il y a le plus de naissances se présentent dans l'ordre suivant : février, mars, janvier, avril, novembre et septembre, ce qui rapporte les conceptions aux mois de mai, juin, août, juillet, février et mars. Par conséquent le plus grand nombre de conceptions aurait lieu, mais sans trop de régularité, durant les six mois consécutifs qui commencent entre le solstice d'hiver et l'équinoxe du printemps, et qui finissent entre le solstice d'été et l'équinoxe d'automne, c'est-à-dire pendant que le soleil se rapproche de notre hémisphère et s'élève sur notre horizon. Ce fait général démontre l'influence solaire, celle de la lumière et de la chaleur réunies sur le besoin de la propagation. Les images sous lesquelles le printemps se représente ont été en effet, pour tous les peuples, les emblèmes de la puissance qui ranime la vie et la rend féconde.

De ce premier fait général, on pourrait être conduit à induire que les mois où le soleil s'abaisse le plus sur notre horizon, sont les moins favorables à la conception, et cependant il n'en est point ainsi. L'époque du moindre nombre des conceptions est l'automne. Nous faisons remarquer que cette époque de l'affaiblissement de la faculté génératrice dans l'espèce humaine est précisément celle où sous ce rapport, les animaux ruminans manifestent le plus de force.

Cette anomalie, présentée par l'époque du moindre nombre de conceptions a conduit à la recherche des autres exceptions : c'est l'influence des constitutions météoriques qui a fixé l'attention de l'auteur; car il a vu de suite, par ses dates de naissances, que les années qui ont suivi celles dont les étés ont été froids et pluvieux ne donnent plus l'époque du minimum des naissances comme les années ordinaires, mais que pour elles cette époque est retardée, et par conséquent les conceptions. En effet, 1817, après l'été pluvieux de 1816, ne présente plus le minimum des naissances en octobre, mais en novembre et en décembre : au contraire, le minimum des naissances a été avancé par les étés chauds de 1819 et 1823. L'influence des climats donne à M. Villermé une pleine confirmation des influences météorologiques. Le minimum des naissances dans les parties septentrionales de la France, s'est toujours manifesté plus tard que le terme moyen que nous avons déjà indiqué, tandis qu'il s'est manifesté plus tôt dans les parties méridionales, dans les pays étrangers, tels que la Hollande et le Danemarck, l'époque du minimum des naissances est retardée, tandis qu'elle est avancée dans plusieurs villes d'Italie et à Buenos-Aires. Cependant un fait digne de remarque, c'est que la Suède sort de cette règle et rentre dans la règle générale. Il est à noter que si la température des étés exerce une influence notable sur les conceptions, celles des hivers ne paraît en exercer aucune : c'est du moins ce que M. Villermé a pu conclure de ses observations sur les hivers de 1740 à 1741, de 1775 à 1776, de 1783 à 1784, de 1788 à 1789. C'est dans l'influence délétère de l'air marécageux que M. Villermé trouve la cause principale de l'époque du minimum des conceptions. D'après les tables des naissances qu'il a recueillies dans ces lieux, il a trouvé que toutes les contrées marécageuses étaient remarquables par le petit nombre de conceptions aux époques où les marais versent dans l'atmosphère leurs dangereux miasmes, c'est-à-dire en automne. Ainsi, Aigues-Mortes, au lieu de 884 naissances, aux époques de leur plus petit nombre dans la France en général, n'en donne plus que 628, pour terme moyen du minimum des naissances en trente années dans cette ville. Or, les marais dépeuplent les pays tant par les maladies qu'ils causent qu'en attaquant la fécondité. L'exception de la Suède est expliquée par les froids qui arrêtent la formation des émanations marécageuses (1).

(1) MM. Baumes, Condorcet, Julia de Fontenelle, etc., ont sou-

Influence des institutions.

Les recherches sur les mariages ont conduit M. Villermé à ce fait assez remarquable, que très peu de femmes conçoivent dans les premières semaines de leur union; la saison paraît être ici sans influence. L'époque des grands travaux, des récoltes, par exemple, ne semble point être plus défavorable à la conception que les autres époques de l'année; tandis que c'est le contraire par les temps de repos et d'abondance de vivres, principalement dans les pays septentrionaux. Mais la France, dans une circonstance particulière, en a elle-même donné un exemple frappant : le nombre des naissances a beaucoup augmenté, pour diminuer plus tard, à l'époque de la révolution, où plusieurs impôts furent supprimés et où les biens nationaux furent vendus. De ce résultat on pouvait conclure, et l'exemple l'a confirmé, que la rareté des vivres, ainsi que les époques de privation et de pénitence restreindraient le nombre des naissances. En effet, les années de disette et le carême exercent sur les conceptions la même influence; l'une et l'autre sont donc des causes d'affaiblissement pour les populations.

---

tenu que l'air des marais ne nuisait nullement à la fécondité de l'espèce humaine. Si M. Villermé a observé cette moindre fécondité en automne dans les contrées marécageuses, ce minimum a été également observé par lui dans les contrées non marécageuses, comme on l'a déjà vu. Son assertion ne paraît donc pas bien fondée.

Proportion des naissances masculines et féminines en France, et circonstances curieuses qui les font varier.

M. Poisson a lu, le 2 mars 1829, à l'Académie royale des sciences, un mémoire très intéressant sur l'application du calcul des probabilités à la proportion des naissances masculines et féminines, et sur les circonstances curieuses qui les font varier.

Depuis long-temps, un grand nombre d'observations, soigneusement recueillies, ont démontré que, dans nos climats, il nait plus de garçons que de filles. L'on en avait même conclu que le nombre des naissances masculines était de vingt-deux, et celui des féminines de vingt-un.

En 1822, le ministre de l'intérieur fit dresser un tableau très étendu du mouvement de la population en France, d'après lequel le rapport des naissances masculines aux féminines était encore plus fort; elles étaient, pour les premières, égales à seize, et pour les secondes, à quinze. Ces résultats étaient le produit du dépouillement comparatif de près de six millions de naissances des deux sexes.

Un fait bien digne de remarque, c'est que les naissances des enfans naturels des deux sexes paraissent s'écarter sensiblement de ce rapport de seize à quinze. En effet, de 1817 à 1822, les naissances avaient été, dans toute la France, de 198,995 garçons et de 189,282 filles, ce qui donne le rapport de vingt et demi à dix-neuf et demi.

Depuis 1825, le résultat général de ces recherches a toujours été le même, relativement aux rapports des naissances masculines et féminines, c'est-à-dire de seize à quinze pour les enfans légitimes, et les limites extrêmes ont été 15 : 4 et 17 : 16. Pour les enfans naturels le terme moyen; dans une période de dix ans, et sur environ sept cent mille naissances, a été dans la proportion de vingt-un à vingt.

Pour se convaincre si l'on obtiendrait les mêmes résultats dans les diverses autres parties de la France, l'on a choisi les trente départemens les plus méridionaux. Il en est résulté que les naissances depuis 1817 jusqu'en 1826 ont été dans le même rapport, c'est-à-dire de seize à quinze, ce qui porte M. Poisson à en conclure que la supériorité des naissances des garçons sur les filles ne reconnaît point de climat pour cause matérielle. La seule circonstance qui semble influer sur la portion des naissances masculines, outre celles de la légitimité, est le séjour dans les grandes villes : cette circonstance, comme celle de la légitimité, a pour résultat de la diminuer. C'est ce qui résulte du mouvement de la population de Paris. Les résultats obtenus depuis dix ans, toujours dans le même sens, démontrent donc que des causes inconnues, mais constantes, agissent pour diminuer le nombre des garçons, soit dans les grandes villes, soit dans les naissances hors de mariage, et que, hors ces deux cas, le rapport des naissances masculines est généralement à celui des féminines comme seize est à quinze.

Du rapport dss naissances des mâles et des femelles, relativement à l'âge, au tempérament, etc., de l'homme et de la femme.

M. le professeur Hofacker a publié, dans la Gazette médico-chirurgicale d'Insbruck, une note fort intéressante qui se trouve consignée dans le Journal de Médecine hippocratique et l'universel. Ce savant a reconnu, par une longue série de recherches,

1° Dans les mariages où la mère est plus âgée que le père, le nombre des garçons (qui ordinairement offre ici le rapport de 107 : 100) est à celui des filles comme 90,6 : 100.

2° Le père et la mère ont-ils le même âge, le rapport des garçons aux filles est de 92 : 100.

3° Si le père a de trois à six ans de plus que la mère, 103,4 garçons : 100 filles ; proportion à peu près ordinaire en Europe.

4° Si le père a de six à neuf ans de plus que la mère, 124,7 garçons : 100 filles.

5° Si le père a neuf à douze ans et au-delà de plus que la mère, 143,7 garçons : 100 filles.

6° Si le père a dix-huit ans et au-delà, 200 garçons : 100 filles.

7° Des hommes jeunes (de vingt-quatre à trente-six ans) produisent avec des jeunes femmes (de seize à vingt-six ans) 116,6 garçons : 100 filles.

8° Des hommes jeunes avec des femmes plus âgées (entre trente-six à quarante-six ans), produisent 95,4 garçons : 100 filles.

9° Des hommes d'un âge moyen (de trente-six à quarante-huit ans) avec des jeunes femmes, produisent 176,9 garçons : 100 filles.

10° Des hommes d'un âge moyen (de trente-six à quarante-huit) avec des femmes d'un âge moyen, produisent 114,3 garçons : 100 filles.

11° Des hommes d'un âge moyen (de trente-six à quarante-huit ans) avec des femmes plus âgées, produisent 109,2 garçons : 100 filles.

12° Des hommes plus âgés (de quarante-huit à soixante ans) avec des jeunes femmes n'ont pas donné de résultat déterminable, à cause du trop petit nombre d'observations.

13° Des hommes plus âgés avec des femmes d'un âge moyen ont produit 190 garçons : 100 filles.

14° Des hommes plus âgés avec des femmes plus âgées, 164 garçons : 100 filles.

Population de l'univers, et nombre des morts et des naissances annuelles, etc.

D'après nn journal napolitain, ayant pour titre l'*Echo de la Vérité*, la population universelle du globe serait de six cent trente-deux millions d'habitans, ainsi distribués :

En Asie. 33o
En Europe . . . . , . . . 172
En Afrique. 70
En Amérique. . , ... 4o
Dans les terres australes. 20
_____
632

Naissances et morts en Europe.

	Naissances.	Morts.
1° Par année	6,371,370	5,058,822
2° Par jour.	»,»17,455	»,»13,860
3° Par heure	»,»»»,727	»,»»»,577
4° Par minute.	»,»»»,»12	»,»»»,»»9
5° Par cinq secondes. . .	»,»»»,»»1	»,»»»,»»1

Naissances et morts dans l'univers.

	Naissances.	Morts.
1° Par année	23,407,410	18,588,235
2° Par jour.	»»,»64,130	»»,»50,927
3° Par heure	»»,»»2,672	»»,»»2,122
4° Par minute	»»,»»»,»44	»»,»»»,»35
5° Par seconde	»»,»»»,»»1	»»,»»»,»»1

De l'Enfance.

La naissance est le principe d'une existence qui diffère essentiellement de celle que nous éprouvons dans le sein maternel. Le nouveau-né n'offre à cette époque qu'une organisation imparfaite dans chacun des systèmes qui composent son organisation. Ses fonctions, encore peu développées, ne lui permettent aucune idée, aucun rapport avec les objets extérieurs, si ce n'est avec sa mère de qui il réclame par sa faiblesse et par instinct les bienfaits et les soins. En voyant la lumière, l'enfant trouve dans tout ce qui l'entoure des causes d'une vive irritation; sa peau est si fortement stimulée par l'air qu'il en éprouve des sensations douloureuses comme il l'annonce par ses agitations et ses cris. Cette excitation produit la contraction du diaphragme et celle des muscles intercostaux. Dès lors la respiration s'établit et donne lieu à un nouvel ordre dans la circulation; les viscères abdominaux sont comprimés, et, par leur réaction, les excrémens sont chassés, pour la première fois, des intestins, et l'urine de la vessie. Bien différent des animaux, l'enfant naît avec les yeux ouverts; mais ils sont ternes, fixes et ne s'arrêtent sur aucun objet. La cornée est ridée et le nouveau-né ne distingue rien dans les premiers temps; ce n'est guère qu'au bout de quarante jours qu'il commence à voir et à entendre. S'il est à terme, la longueur de son corps est ordinairement de 21 pouces, et son poids de 12 à 14 liv., et quelquefois au-delà. Les os sont mous, cartilagineux et bien loin de cette dureté de l'âge adulte qu'on peut considérer comme le véritable caractère de l'ossification. La tête des enfans et très volumineuse relativement aux autres parties, ce qui dépend du développement précoce du cerveau qui, alors, a un volume très considérable. Il semble, a dit Bichat, qu'en créant le cœur et le cerveau, et qu'en faisant que leur développement précède beaucoup celui des autres organes, la nature a voulu placer les fondemens de notre corps, dont l'un est le centre des organes qui servent à l'entretien de la vie, et l'autre le point où correspondent ceux qui nous mettent en rapport avec les objets qui nous environnent. La peau de l'enfant, qui, comme nous l'avons dit, est tantôt pâle, tantôt livide, devient ensuite d'un rouge plus ou moins sensible par l'abord du sang rouge, et acquiert une augmentation d'activité. Les forces digestives sont d'autant plus énergiques que le corps a moins de force et de consistance. Cet état d'énergie est démontré par l'accroissement rapide de toutes les parties, par une faim insatiable et toujours renaissante, et par la facilité de la digestion. Le contraire a lieu pour les forces locomotrices qui sont d'une telle faiblesse que les enfans sont incapables de mouvemens violens long-temps continués.

Premiers soins à donner aux enfans.

Nous nous abstiendrons de parler de ces manœuvres vicieuses et quelquefois barbares des accoucheurs et des sages-femmes ignorantes dans le mécanisme des accouchemens, dont les erreurs mettent plus ou moins la vie des enfans en danger ; nous n'établirons pas les signes apparens de mort qui en ont trop souvent imposé et les ont fait enterrer vivans, non plus que les moyens efficaces de les rappeler à la vie. Nous passerons sous silence ces méthodes, singulières et dangereuses, de pétrir la tête des nouveaux nés pour lui donner une forme qu'elle sait bien prendre elle-même en se développant ; méthodes qui quelquefois causent des désordres dont se ressent par suite le moral, et auxquels l'art ne peut plus opposer des moyens curatifs. Nous ne retracerons point les règles et les préceptes tant de fois répétés sur la manière et le temps convenable de faire la ligature du cordon ombilical, et sur le danger qu'elle entraîne. Il serait peut-être plus utile de faire connaître, par les résultats fâcheux de l'imprévoyance et de la fausse pudenr, la nécessité d'invoquer plus souvent les secours des praticiens éclairés, d'abjurer tout préjugé, et de chercher à répandre les lumières et les ressources de l'art pour seconder la nature; mais ces détails excéderaient le but que nous nous sommes proposés. Nous nous bornerons donc à présenter les points les plus essentiels à connaître.

SOINS DE PROPRETÉ.

Bains.

Le premier soin à donner aux enfans sortant du ventre de la mère, est de nettoyer leur corps; c'est pour satisfaire à ce premier besoin qu'on a introduit l'usage des lotions et mieux des bains d'eau tiède, afin de favoriser les fonctions de la peau et le développement des organes. J. J. Rousseau a préconisé l'eau froide et même glacée; mais, comme nous l'avons démontré dans le chapitre consacré à l'influence du froid sur les nouveaux nés, l'action de l'eau à cette basse température peut produire souvent de funestes effets. Il est vrai que « Les anciens Germains, pour éprou-« ver les forces de leurs successeurs et donner de la vigueur « à leurs corps, plongeaient leurs enfans au sortir du sein « maternel dans le fleuve le plus voisin. » *Bœherer; sect. VI*, *pag.* 162.

Tissot (Avis au peuple, sect. 340.), après avoir remarqué que les bains guérissent plusieurs maladies, n'hésite pas même de croire « qu'ils pourraient, s'ils étaient plus « généralement usités, sinon arrêter, au moins diminuer « la mortalité des enfans. »

Underwood (Traité des maladies des enfans, chap. 3.) assure que « les bains froids favorisent la transpiration in-« sensible et empêchent que cette sécrétion soit troublée « si facilement par les changemens dans la température de « l'air ambiant. Ce sont là, dit cet auteur, les effets et les

« causes qui, dans les siècles d'ignorance, ont fait regar-
« der les bains comme sacrés. »

Aristote, au contraire, en parlant des bains chauds,
nous apprend que dans l'antiquité, leurs bons effets les
avaient fait consacrer aux dieux.

Franck, dans son traité sur la manière d'élever les enfans, dit : « que leurs fibres molles et délicates, surtout
« dans nos climats, supportent mieux sans contredit un
« bain tiède, c'est-à-dire, à la température de 18 à 20 degrés du thermomètre de Réaumur, qu'un bain froid. » Ce
médecin célèbre s'appuie de l'opinion d'Hippocrate, qui
dit : « que l'action d'un froid énergique affecte spécialement
« les parties les plus sensibles, les nerfs qui, selon ce père
« de la médecine, sont les plus nombreuses du corps. »

Quant à nous, d'après les travaux de MM. Flourens,
Trevisan, Willermé, etc., nous n'hésitons pas à dire
que les bains et les lotions froides peuvent être souvent très
funestes aux nouveaux nés. Nous préférons donc recommander une température de 28 à 30 degrés, et nous regar-
dons comme pernicieux le conseil de J. J. Rousseau. Le
bain froid ne peut-être avantageux à l'enfant que pendant
les premières années de sa vie. On ne doit y avoir recours
que lorsque la faiblesse de l'enfant nécessite l'action d'un
stimulant, et ce n'est que graduellement qu'on doit l'y
soumettre, en lui donnant des bains tempérés, puis des
lotions d'eau froide, puis le plonger ensuite dans cette
eau, ne l'y laisser d'abord que quelques instans, et
augmenter peu à peu la durée.

Quelques modernes, plus ou moins partisans des uns et des
autres, y ont encore ajouté des mixtures huileuses, aromatiques, savonneuses, alcooliques, des frictions sèches et humides. Il en est de ces pratiques comme des bains; il faut
considérer les circonstances, les constitutions individuelles,

surtout pour leur température. Les erreurs en ce genre peuvent donner lieu aux apoplexies, à la faiblesse générale, aux fièvres catharrales, à l'induration du tissu cellulaire cutané, au retard dans le développement des organes, etc., suivant que l'eau est ou trop chaude ou trop froide.

On divise l'allaitement en maternel, étranger et artificiel.

Allaitement maternel.

L'allaitement maternel paraît beaucoup plus conforme au vœu de la nature; il sert à établir, le plus souvent, entre l'enfant et la mère une liaison plus affectueuse qui persiste quelquefois jusque dans un âge avancé. Nous avons parlé de ce vœu de la nature à cause de l'instinct des animaux pour allaiter leurs petits, lequel est accompagné d'une tendresse maternelle qui dégénère en férocité quand on veut les soustraire à ses soins. Il est incontestable aussi, à quelques exceptions près, que les soins maternels sont plus affectueux, plus constans et mieux entendus que ceux des nourrices. Le plus grand nombre des médecins et les principaux moralistes, parmi lesquels nous aimons à compter Rousseau, ont fait aux mères un devoir sacré de nourrir leurs enfans, tant à cause des heureux effets que ceux-ci en éprouvent, que comme un préservatif des maladies qui attaquent les femmes qui ne nourrissent point leurs enfans (1) Sans étendre à l'infini, comme le vulgaire, les

---

(1) La sollicitude maternelle, dit Jean-Jacques, ne se supplée point; celle qui nourrit l'enfant d'une autre au lieu du sien, est une mauvaise mère : comment sera-t-elle bonne nourrice? Elle pourra le devenir, mais lentement; il faudra que l'habitude change la nature, et l'enfant, mal soigné, aura le temps de périr cent fois avant que

maladies laiteuses ou attribuées à l'influence du lait, il en est cependant quelques-unes qui reconnaissent cette liqueur pour cause et dont les mères se préservent en nourrissant leurs enfans. De ce nombre sont : la fièvre de lait et les accidens inflammatoires qu'elle peut développer, la disposition à la péritonite, à la métrite, à la manie puerpérale ; si la saison est froide, les maladies rhumatismales et celles de poitrine, par la suppression des sueurs et des éruptions. L'on peut ajouter à ces affections morbifiques la tension douloureuse, l'engorgement des mamelles qui développe l'inflammation aiguë ou chronique de cet organe. Quant au nouveau né, dit M. Dugés (1), sans doute aucun aliment ne lui convient mieux que le lait de celle qui l'a porté dans son sein et nourri de ses humeurs. Le lait récemment sécrété dans les mamelles de sa mère convient mieux à ses organes que le lait déjà ancien d'une étrangère. Nous avons remarqué en effet dans les hôpitaux où l'on entretient des nourrices destinées à allaiter temporairement les nouveaux nés, que ces derniers dépérissaient rapidement entre leurs mains malgré l'abondance du lait; et que cet effet était d'ordinaire d'autant plus sensible que la nourrice était plus ancienne, tandis que son enfant à elle, sans être mieux partagé par ses soins et la quantité des alimens, ne cessait de croître en force et en embonpoint.

sa nourrice ait pris pour lui une tendresse de mère. De cet avantage résulte même un inconvénient qui seul devrait ôter à toute femme sensible le courage de faire nourrir son enfant par une autre, c'est celui de partager le droit de mère, ou plutôt de l'aliéner; de voir son enfant aimer une autre femme autant et plus qu'elle; de sentir que la tendresse qu'il conserve pour sa propre mère est une grâce, et que celle qu'il a pour sa mère adoptive est un devoir; car où j'ai trouvé les soins d'une mère, ne dois-je pas l'attachement d'un fils?

(1) Dict. de médecine et de chirurgie pratiques, tom. 2.

Il est donc très avantageux, en général, pour les femmes
d'allaiter leurs enfans. Nous disons en général, car il arrive
quelquefois que l'état de l'accouchée, sa constitution ou des
accidens de vers s'opposent à ce qu'elle s'acquitte de ce
devoir. Parmi ces accidens nous rangerons l'aglactie, ou le
manque d'un et parfois des deux mamelons, ainsi que les
maladies dont ils peuvent être affectés. Quant à l'état de
l'accouchée, nous ferons observer qu'elle pent être dans un
grand état d'épuisement, en proie à quelque maladie chronique ou quelque maladie aiguë survenue pendant ou à la
suite de l'accouchement. Quant à la constitution ou à
l'idiosyncrasie de l'accouchée, elle peut avoir de fortes
dispositions à la phthisie pulmonaire, ou bien se trouver
dans un grand état de faiblesse, éprouver des douleurs à la
poitrine, à l'épigastre, entre les épaules. Ces symptômes
cessent ordinairement en cessant d'allaiter; tandis que dans
le cas contraire, ils deviennent plus intenses et finissent
par une phthisie qui devient toujours funeste.

Il est encore d'autres causes qui doivent proscrire l'allaitement des mères : ce sont les maladies ou vices héréditaires,
tels que les scrofules, les dartres et autres maladies de la
peau, le rachitis, le scorbut, etc. Il se présente ici deux
faits dignes du plus haut intérêt; c'est que ces vices acquièrent une nouvelle intensité chez ces enfans par l'allaitement
maternel, tandis qu'ils perdent de cette intensité par le lait
d'une nourrice, jeune, vigoureuse et saine, soigneuse et
habitant un pays également sain. Ces mêmes mères ne seront
point privées de donner leur sein à leur enfant, si, tout le
temps que durera l'allaitement, elles font usage d'un dépuratif dont l'action égale celle de mon sirop le Régénérateur
du Sang.

Aussitôt que les mamelles, distendues par le lait, commencent à devenir douloureuses, c'est une preuve qn'elles

sont devenues propres à l'allaitement et par conséquent à être présentées à l'enfant. Mais comme la faim ne se manifeste chez celui-ci, le plus souvent, que depuis quatre jusqu'à dix heures après sa naissance, on peut attendre ce laps de temps pendant lequel les glaires et le *méconium* sont évacués. On en facilite la sortie au moyen d'un peu de miel ou d'un peu de sirop de violettes, de guimauve, de gomme, etc. Lorsque l'enfant semble annoncer la faim par ses cris, on lui présente la mamelle, qu'il s'empresse de prendre. Il est néanmoins des circonstances qui s'y opposent quelquefois; de ce nombre sont la grande tension des mamelles qui, dépassant le mamelon, le rendent très difficile et souvent impossible à saisir. Le même effet a lieu parfois chez les femmes primipares, dont le mamelon est aplati, déformé, atrophié, non susceptible d'érection et même imparfaitement perforé. La faiblesse de l'enfant peut s'opposer aussi à ce qu'il puisse saisir et presser avec les lèvres le mamelon peu saillant ou trop volumineux. Il est enfin des enfans qui ont une telle propension au sommeil qu'ils y succombent en prenant le mamelon; c'est à l'accoucheur à remédier à ces inconvéniens. En attendant, il faut donner à l'enfant de l'eau sucrée, du lait de chèvre ou de vache coupé. Nous nous bornerons à dire qu'on remédie au mamelon trop court ou déformé par le mamelon artificiel. Nous recommanderons celui de M. Martin, de Lyon, qui se compose d'un petit entonnoir très évasé en bois ou en métal, terminé par une papille de gomme élastique, percée de trous et imitant la forme et la souplesse du mamelon. Si l'enfant est trop faible pour prendre, ou, comme disent les nourrices, pour nouer le mamelon, on le nourrit, en attendant, avec du lait tiré du sein de la mère, de l'eau sucrée, etc.

Le nombre des repas du nourrisson doit être relatif à sa force, à l'abondance, à la bonté du lait de la mère, et à la quan-

5

tité qu'il en prend, etc. Ordinairement on le donne chaque
deux heures, pour les premiers temps, et de trois en trois
heures à une époque peu éloignée. C'est à tort que les nourrices ne donnent ordinairement que le sein d'un seul côté ;
il vaut mieux les lui présenter tous les deux, afin qu'il y
prenne plutôt une plus grande qu'une trop faible quantité de
nourriture ; puisque ni les régurgitations qui ont lieu quand
l'estomac est surchargé, ni le hoquet, qui souvent les accompagne, n'offrent rien d'alarmant.

Temps de l'allaitement.

C'est une question difficile à résoudre que celle du temps
auquel il convient de cesser l'allaitement. En donnant, dit
le professeur Dugés, une quantité d'alimens graduellement
croissante, on arrive de très bonne heure à un sevrage
spontané. Mais s'il n'existe aucune dent, ou que la dentition
soit encore peu avancée, on court le risque de voir à chaque
éruption l'appétit se perdre, l'enfant dépérir, et être pris
même de quelque maladie grave du tube digestif. Les
chaleurs fortes des climats méridionaux produisent un effet
analogue ; de là le précepte judicieux de ne pas sevrer les
enfans quand la dentition est imminente, et d'attendre, dans
ces contrées, l'époque de l'automne. Il est des médecins qui
prescrivent de ne sevrer qu'après l'apparition des vingt premières dents ; d'autres n'exigent que celle des canines. Tout
cela, ajoute M. Dugés, n'est pas absolument nécessaire, et
il n'est pas d'enfant qu'on doive allaiter au-delà de dix-huit
mois. Après ce temps, le lait est, pour le nourrisson, un
aliment débilitant qui favorise le développement du tempérament lymphatique et des maladies qui en dépendent,
surtout le rachitis. Il n'est pas rare de voir des enfans qui
ne tétent que sept ou huit mois, et qui cependant sont très

vigoureux. Nous pensons que, pour ceux qui sont bien portans, le sevrage gradué doit s'opérer sans aucune crainte à l'âge de dix à douze mois.

Allaitement étranger.

Bien des médecins et des moralistes se sont élevés contre cet allaitement, qu'ils nomment *mercenaire*. Nous partageons fortement leur opinion; mais il est des circonstances, telles que celles que nous avons énumérées, où l'allaitement de l'enfant, par sa mère, devient impossible ou dangereux. Dans ces cas, on est excusable de recourir à l'allaitement étranger.

Choix des Nourrices.

Si la mère ne peut point allaiter son enfant, l'on doit faire choix d'une nourrice, exempte de tout vice héréditaire ou contagieux, et s'attacher surtout à ce que son lait se rapproche par ses qualités de celui de la mère. Si ce lait est déjà vieux, il est ordinairement peu abondant, et trop nourrissant pour les organes du nouveau né; il lui donne des indigestions continuelles suivies parfois d'inflammations meurtrières. On a cherché à remédier à ces dangers en mettant la nourrice à la diète et en lui donnant des boissons délayantes, telles que l'eau d'orge, de riz, d'avoine, de gruau; mais outre que peu d'entre elles veulent se soumettre à ce régime, nous ne pensons point qu'il puisse remédier complètement aux inconvéniens que nous signalons. On a aussi imaginé, pour suppléer au *colostrum* (1), de faire prendre à l'enfant de l'eau miellée, du petit-lait ou quelque sirop laxatif; mais ces précautions sont loin de valoir l'allaitement maternel (2).

_____

(1) Le colostrum est le premier lait de la mère, qui jouit de propriétés laxatives et favorise la sortie du méconium de l'enfant.

(2) Dans quelques pays, on est dans l'usage de donner du vin su-

D'après ce que nous venons d'exposer, l'on doit choisir une nourrice jeune, robuste, saine, d'un caractère doux, car l'irascibilité peut faire éprouver au lait des changemens dangereux. Le lait doit être abondant, d'une consistance appropriée à l'âge et aux forces de l'enfant, et d'une saveur douce et agréable. Il n'est pas indifférent de faire choix d'une bonne localité, attendu qu'un air pur est favorable à l'enfant, tandis que le voisinage des marais, des étangs, des mares, etc., peut nuire à sa santé et lui devenir funeste.

Une certaine aisance est nécessaire pour faire une bonne nourrice, car la misère, en la forçant de se livrer à des travaux pénibles et lui imposant toutes sortes de privations, altère la qualité du lait. La propreté des nourrices influe singulièrement sur la santé des nourrissons; aussi les mères ne sauraient-elles jamais exercer sur elles une assez grande surveillance. Pour cela, il est bon de les avoir à proximité et mieux encore, s'il est possible, dans sa maison. On doit préférer les femmes mariées à celles qui ne le sont pas, parce que celles-ci sont plus fréquemment sous l'empire des passions qui influent singulièrement sur leur moral et leur physique. On peut ajouter à cela qu'elles ont souvent un penchant au libertinage qui peut avoir des suites funestes pour l'enfant.

Allaitement artificiel.

Cet allaitement a lieu par le secours du lait des animaux domestiques. Celui qui se rapproche le plus du lait de la femme est le lait d'ânesse; mais il est presque impossible d'habituer l'enfant à la téter. Il n'en est pas de même de

---

cré à l'enfant. Cette liqueur est trop irritante pour la faiblesse de ses organes, et il peut en résulter des dangers très graves.

la chèvre. La forme des trayons de cette dernière est telle que la bouche peut aisément les saisir. L'abondance et les qualités de ce lait, la facilité avec laquelle on peut présenter la mamelle de la chèvre à l'enfant, ainsi que l'attachement que cet animal est susceptible de contracter pour son nourrisson, lui méritent la préférence. Dans le commencement, la chèvre se livre à des mouvemens brusques dus à sa pétulence malgré l'immobilité qu'on veut lui faire garder; mais avec de la douceur et quelques précautions on évite tout danger. La chèvre doit être choisie saine, ni trop vieille, ni trop jeune, et son lait ne doit pas être trop odorant. Il est bon de dire que le lait ainsi pris ne convient pas à l'estomac de tous les enfans. Dans ce cas, on opère l'allaitement à la cuiller; mais il est presque toujours utile de couper le lait d'abord avec parties égales d'eau d'orge, que l'on diminue graduellement au fur et à mesure que l'enfant acquiert de la vigueur et que ses forces digestives sont plus énergiques. Le lait de vache est celui qu'on se procure le plus aisément, aussi est-il le plus usité dans l'allaitement artificiel. On a prétendu qu'il se rapprochait moins que les autres de celui de la femme par ses qualités; néanmoins l'expérience journalière prouve qu'employé rationnellement il peut le remplacer.

On peut donner le lait à l'enfant au moyen d'une cuiller, d'un verre, d'une éponge, etc.; mais nous n'hésitons point à regarder le biberon comme étant plus commode. L'on doit observer de ne pas en donner trop à la fois, dans la crainte de produire des engorgemens qui pourraient entraîner une espèce d'asphyxie.

Hygiène des nouveaux nés.

Aussitôt que l'enfant est né, la respiration et une nouvelle circulation s'établissent; la couleur du corps passe du blanc pâle au rosé. Il est bon de faire observer que si cette couleur est pourpre ou noirâtre, surtout à la figure, l'on doit, après avoir coupé le cordon, laisser couler depuis une once jusqu'à une once et demie de sang avant de le lier, afin de remédier à la congestion sanguine du cerveau. L'on fait ensuite la ligature du cordon, après avoir soigneusement examiné si l'on n'a pas à craindre une hernie ombilicale qui, quoique très rarement, peut se prolonger dans l'épaisseur du cordon. On doit le soupçonner quand le cordon se trouve fort gros. Cette ligature doit être cirée, afin de n'avoir pas à redouter d'hémorragie ombilicale ou *omphalorragie*. Malgré cette ligature, le cordon peut s'affaisser et le sang suinter à travers celui-ci. On a vu des enfans mourir victimes de cette hémorragie. Il est donc indispensable d'y obvier en démaillotant l'enfant de temps en temps. Il faut avoir soin d'envelopper le cordon d'une compresse mince, de la placer vers la partie supérieure et latérale gauche de l'abdomen, d'appliquer sur l'ombilic une autre compresse un peu plus épaisse et de maintenir le tout au moyen d'un bandage de corps légèrement serré. Par ce moyen, le cordon est à l'abri des tractions qui pourraient le détacher avant le temps, et la peau se trouve garantie du contact de la matière putride qui s'en écoule quand il y a infiltration. Au bout de quelques jours le cordon se détache ; malgré cela, on doit continuer l'usage de la compresse, surtout s'il y a hernie ombilicale. Si la sécrétion du méconium et de l'urine tarde un peu trop à s'établir, on doit s'assurer s'il n'existe aucun vice de conformation. Il arrive cependant quelquefois que ces sécrétions n'ont lieu qu'au bout de deux à trois jours. S'il y a vice de conformation, une opération doit y remédier.

L'accoucheur doit veiller soigneusement à ce que la respiration s'exécute parfaitement. Pour cela, il faut s'assurer si la bouche et les narines de l'enfant ne sont pas obstruées par des viscosités; dans ce cas, on doit les enlever promptement au moyen des doigts, et, s'il est nécessaire, insuffler doucement de l'air dans la poitrine.

Cela fait, l'on doit songer à nettoyer ou laver l'enfant.

Avant de l'emmailloter, l'accoucheur ou la sage-femme doit le visiter avec le plus grand soin, pour s'assurer s'il n'existe ni vice de conformation, ni luxation, ni fracture, ni tumeurs; après cela il faut l'envelopper avec des linges chauds, s'il fait froid, et le vêtir suffisamment.

Tout étant ainsi disposé, on couche l'enfant dans son berceau et sur le côté pour faciliter la sortie des mucosités qui pourraient se trouver encore dans la bouche. On le couvre, mais de manière à ce que l'air puisse pénétrer jusqu'à lui. Le local où il est placé ne doit être ni trop chaud, ni trop froid. La température la plus convenable est celle de 12 à 18 degrés; l'on doit surtout éviter que le berceau soit dans un courant d'air, et d'y exposer l'enfant quand on l'en sort pour l'allaiter ou le soigner. Il n'est pas indifférent de dire qu'on ne doit jamais mettre le berceau de manière à ce que la lumière y parvienne obliquement ou de côté, parce que l'enfant contractant l'habitude de porter ses regards vers les points les plus éclairés, il serait à craindre qu'il ne devînt louche.

Si la mère doit nourrir son enfant, le *colostrum* (premier lait) agira comme purgatif et expulsera le *meconium*. S'il doit être confié à une nourrice, on facilitera ses sécrétions par l'huile d'amandes douces, un peu de manne dans du lait, le sirop de violettes, celui de chicorée, donné à la dose d'une cuiller à café, enfin par le petit-lait, etc.

L'enfant doit être démailloté souvent et changé de linge, afin de ne pas laisser trop long-temps sa peau en contact

avec les excrémens qui ne tardent pas à l'irriter et l'enflammer. Dans ce cas, les bains, les lotions et les compresses
avec des décoctions de graine de lin, de racine de guimauve, de fleurs de mauves, ou de sureau, ainsi que
l'eau battue avec de l'huile d'olive récente, sont d'excellens
moyens pour y remédier.

Il ne suffit pas, dit le docteur Benezech dans ses *Considérations générales sur l'enfance*, de nourrir les enfans, de les
tenir proprement, ils ont encore besoin d'exercice. Les
mouvemens qu'on leur donne en les levant plusieurs fois
dans la journée, et en les nettoyant, leur en tiennent lieu
dans les premiers temps de leur existence. Mais ceux qui,
plus éloignés de l'époque de la naissance, ne peuvent pas
marcher encore, en demandent davantage. La promenade
sur les bras de la nourrice est celui qui leur convient le
mieux. Celle-ci doit avoir soin de les changer souvent de
bras, afin de ne pas les habituer à se pencher plutôt d'un
côté que de l'autre, et de ne pas causer dans la suite un
vice de conformation dans les vertèbres et dans tout le côte
qui serait ainsi pressé. La meilleure manière de les tenir
est de les porter sur le bras, de façon que le dos appuie
sur le sein de la nourrice.

Il faut avoir l'attention de ne pas leur apprendre à marcher avant que les os aient acquis assez de solidité pour soutenir le poids du corps; il résulte plus de danger qu'on ne
l'imagine de l'habitude où l'on est à cet égard; les os encore mous et flexibles se courbent, la tête du fémur se con-
tourne, le corps des vertèbres s'affaisse, et ils deviennent
cagneux.

C'est environ vers le dixième mois qu'on peut les accou-
tumer à marcher; la meilleure manière est de les tenir par
les mains; l'usage des lisières, pour les soutenir, doit être
proscrit. On peut abandonner les enfans à eux-mêmes, les

laisser se rouler par terre; alors ils apprennent non-seulement à se servir de leurs bras et de leurs jambes, mais encore
ils se fortifient par cet exercice. Il faut avoir soin, lorsqu'ils
commencent à marcher, de garnir leur tête d'un bourrelet,
quoi qu'en disent plusieurs philosophes et plusieurs médecins respectables.

L'alternative du sommeil et de la veille, la position que
doivent tenir les enfans dans leur lit ne méritent pas moins
de considération que l'exercice qu'ils doivent faire. Dans
les premiers momens de la vie, le sommeil est presque continuel; cet état facilite la nutrition et l'accroissement. Si
les enfans restent trop long-temps endormis, il n'y a pas
d'inconvénient à les éveiller; mais on doit éviter de le faire
trop brusquement. Il faut les placer dans un berceau et les
coucher sur les côtés, plus souvent sur le droit que sur le
gauche; mais très rarement sur le dos, les jambes et les
bras un peu pliés; la tête et la poitrine doivent être plus
élevées que le reste du corps, pour que la respiration
s'exécute librement; ils doivent être toujours à leur
aise.

L'usage où l'on est de bercer les enfans pour les endor-
mir est pernicieux. Un grand ballottement peut occasio-
ner divers dérangemens dans le cerveau. Ils ne s'endorment
alors que parce que, comme le dit Desessarts, ce mouvement les étourdit et détermine plutôt une légère apolexie
qu'un vrai sommeil. En les laissant en repos, l'inaction de
leurs sens les portera toujours au sommeil, pourvu qu'ils
ne soient pas tourmentés par quelque besoin. Si, malgré
cela, l'habitude l'emporte sur la raison, on doit ne les
bercer que d'une manière lente, douce et uniforme. A mesure que les enfans avancent en âge, ils demandent d'autres soins. Lorsqu'ils sont sevrés, ils leur faut une plus
grande quantité de nourriture; elle doit être proportionnée

à leurs besoins ; on doit se garder de leur donner des alimens grossiers et indigestes. Les substances dont on les
nourrira doivent être simples, légères et de facile digestion.
Ainsi, on commencera par les crêmes de ris, de gruau,
etc. Une bouillie faite avec du pain bien cuit, bouilli
d'abord dans l'eau, et à laquelle on ajoute ensuite du lait
frais, convient surtout à la faiblesse de leurs organes digestifs, et est un excellent aliment pour eux.

A mesure qu'ils grandissent, la nourriture doit être plus
substantielle ; quand ils ont atteint l'âge de deux ou trois
ans, il faut les habituer à se nourrir de toutes sortes d'alimens végétaux, et en venir peu à peu aux substances ani-
males. Les acides ne leur conviennent pas, parce que
leur constitution favorise assez naturellement la dégénération acessente, sans que l'on ajoute à cette disposition.

Rien de plus nuisible aux enfans que les sucreries,
les pâtisseries, etc. Ces friandises les dégoûtent des mets
ordinaires et les rendent plus sujets aux vers. La boisson
qui leur convient est l'eau prise avec modération, et
qu'on pourra rougir avec un peu de bon vin. On leur
interdira toute liqueur spiritueuse, ainsi que le café, le
thé, le chocolat, etc. Il est bon de ne pas les rendre délicats ; les parens feront en sorte de vaincre le dégoût qu'ils
auraient pour certains alimens. Il faut les habituer à manger
de tout, et leur apprendre de bonne heure que le meilleur
cuisinier est l'appétit.

Lorsqu'ils ont passé le quinzième mois et qu'ils marchent,
ils sont presque toujours en mouvement. Il faut les abandonner à eux-mêmes, les laisser sauter, courir, crier quand
ils en ont envie. On doit, à mesure qu'ils grandissent, les
exposer au froid, au chaud, et les habituer à braver toutes
les intempéries des saisons.

Les habillemens ne doivent pas gêner les mouvemens ni l'acccroissement ; ils doivent être simples , propres et légers. Rien de plus avantageux pour l'enfant qne d'être légèrement couvert. Sa chaussure doit être ample. Il est convenable de soutenir les vêtemens des extrémités inférieures ; sous ce rapport, l'usage des bretelles , si en vogue de nos jours, convient très bien.

Il est bon de faire lever les enfans de bonne heure pour leur faire respirer l'air frais du matin si salutaire à la santé. L'expérience prouve que l'usage de les coucher durement donne de la force et de la vigueur au corps; tandis qu'un lit mollet l'énerve. « Les gens élevés trop délicatement, a dit Rousseau, ne goûtent le sommeil que sur le duvet. Les gens accoutumés à dormir sur les planches le trouvent partout. » C'est un précepte dont ne s'est jamais écarté monseigneur le duc d'Orléans , comme on peut le voir dans son palais en examinant le lit où il couche , qui se compose d'un mince matelas sur la planche.

Il est bon de fixer maintenant notre attention sur la funeste influence qu'exerce le froid sur les nouveaux nés. Nous ne croyons pouvoir mieux en donner une idée qu'en rapportant un extrait du beau travail que MM. Milne Edwards , Villermé et Julia de Fontenelle ont communiqué à l'Académie royale des Sciences.

De l'influence du froid sur la mortalité des enfans nouveaux nés.

Quoiqu'on eût déjà reconnu , principalement d'après les travaux de MM. Edwards aîné et Flourens , que le froid était une cause de destruction pour les nouveaux nés , tant chez l'homme que chez l'animal , néanmoins des recherches directes n'avaient point encore en France fait connaître le

degré d'influence que le froid exerce sur la santé des nouveaux nés. Cette lacune de la science a été remplie par
MM. les docteurs Milne Edwards et Villermé, qui ont
pensé que la statistique pourrait fournir de nouvelles
lumières sur cette question, relativement à l'espèce humaine. Ils ont donc cherché s'il existait quelques rapports
entre les variations de la température et le nombre de décès
parmi les enfans nouveaux nés. Ils ont d'abord comparé
cette mortalité dans le nord et dans le midi de la France,
et ils ont constaté que c'est dans les provinces les plus froides
qu'elle est la plus grande. L'examen des nombres propor-
tionnels de décès des jeunes enfans, fait mois par mois,
d'abord pour la France entière, puis pour chaque dépar-
tement, a confirmé ce premier résultat, et a fait voir que
c'est toujours dans la saison la plus froide de l'année qu'il
meurt le plus grand nombre d'enfans au-dessous d'un an ;
tandis que depuis l'âge d'un an jusqu'à la vieillesse, c'est le
contraire qui a lieu. De quelque manière que les auteurs
aient envisagé la question, ils ont été constamment conduits
au même résultat, et il leur a paru évident que la cause de
l'excès de mortalité chez les nouveaux nés ne pouvait être
autre que le froid auquel ils sont exposés à un âge où la
faculté calorifique est moindre qu'aucune autre.

MM. Edwards et Villermé pensent que ces faits doivent
fixer l'attention du législateur et des ministres de la religion ; ils prouvent par des résultats numériques combien
il est dangereux d'exposer les nouveaux nés à l'action
du froid en les portant au baptême, et ils demandent
si, pendant l'hiver, il ne vaudrait pas mieux se borner à
les ondoyer chez soi. Pareille chose devrait être observée
aussi relativement à leur inscription sur les registres de
l'état-civil ; l'officier civil doit se transporter dans les maisons pour constater les décès ; il devrait aussi s'y rendre,

pendant la saison froide, pour enregistrer les naissances. Les réflexions des auteurs paraissent de nature à fixer l'attention du gouvernement, puisqu'elles tendent à l'accroissement de la population, et par suite à la prospérité et à la force des états.

Depuis, M. Julia de Fontenelle a adressé une lettre à l'Académie royale des Sciences, pour lui donner connaissance d'un travail du docteur Trevisan sur le même sujet. Les recherches de ce dernier ont été faites en Italie, il en résulte :

1° Qu'en Italie, dans les mois de décembre, janvier et février, sur cent enfans nouveaux nés, il en meurt soixante-six dans le premier mois de la vie, et quinze dans le cours de l'année, de manière qu'il n'en survit que dix-neuf ;

2° Que sur cent, nés au printemps, quarante-huit survivent à la première année ;

3° Que sur cent, nés en automne, cinquante-huit dépassent cette première année ;

4° Que sur cent, nés en été, le nombre de ceux qui vont au-delà de cette première année est de quatre-vingt-trois.

M. le docteur Trevisan attribue uniquement la mortalité des enfans nouveaux nés à l'usage où l'on est de les exposer à l'air froid, très peu de jours après leur naissance, en les conduisant à l'église pour y être baptisés ; telle est, dit-il, la cause principale pour laquelle il meurt tant d'enfans en hiver.

Comme MM. Milne, Edwards et Villermé, l'auteur réclame de l'autorité ecclésiastique des mesures propres à prévenir de pareils désastres sans blesser en rien les préceptes de la religion.

Ce rapprochement de recherches, de faits et d'idées, ajoute M. Julia de Fontenelle, entre des médecins de deux nations différentes, nous a paru assez important pour être mis sous les yeux de l'Académie.

De la dentition.

L'apparition des dents a lieu à un âge où la douleur a de grands effets et trouble promptement toute l'économie animale. M. O. Taveau, dans son excellent ouvrage de l'Hygiène de la bouche, a fort bien décrit le travail de la dentition. Nous lui emprunterons quelques détails.

Première dentition.

C'est presque toujours du sixième au septième mois, après la naissance, que les dents commencent à percer les gencives. Les premières que l'on voit paraître sont ordinairement les deux dents de devant de la mâchoire inférieure qui sortent tantôt en même-temps, tantôt séparément, à quinze jours ou trois semaines de distance. Quelque temps après, les dents correspondantes de la mâchoire supérieure se manifestent aussi, soit simultanément, soit isolément. Les dents voisines d'en bas ne tardent pas à percer les gencives, une à gauche et l'autre à droite, et sont bientôt suivies de celles d'en haut. Ces huit dents ont reçu le nom de cunéiformes et d'*incisives*. La première dénomination leur vient de ce qu'elles ont la forme d'un coin, et celle d'incisive de ce qu'elles servent à couper et diviser les alimens. Les deux premières portent le nom de moyennes, et les deux autres de latérales. Au neuvième ou dixième mois se montrent, à côté des incisives, les *canines*, qui sont au nombre de quatre ; elles percent le tissu des gencives dans le même ordre que les premières. On les nomme aussi *laniaires* à cause de la facilité avec laquelle elles rompent et déchirent les alimens. Celles d'en haut, qui sont les plus longues de toutes les dents sont nommées *œillières*. Vers la fin de la deuxième année, on voit paraître huit autres dents nommées *molaires ou mâchelières*, parce qu'elles sont destinées à moudre ou broyer les alimens. Elles paraissent dans un ordre inverse des autres, c'est-à-dire que celles de la mâchoire inférieure se développent avant celles de la supérieure. L'enfant possède alors vingt dents : huit incisives, quatre canines et huit molaires. Toutes ces dents, nommées dents de lait, tombent et sont remplacées par d'autres lors de la seconde dentition. Vers l'âge de cinq à six ans, il sort quatre autres dents molaires dont deux à chaque mâchoire. Celles-ci sont plus grosses que celles du même ordre qui ont apparu vers la deuxième année, desquelles elles diffèrent encore en ce qu'elles ne sont pas renouvelées et sont permanentes, tandis que les vingt premières ne sont que temporaires.

Cette première dentition peut donc se subdiviser en trois époques ; la première a lieu depuis le sixième ou septième mois après la naissance, jusqu'à deux ans ; la deuxième, depuis deux ans jusqu'à cinq ans ; et la troisième, depuis cet âge jusqu'à celui de six à huit ans, époque à laquelle ces dents, dites *temporaires* ou *primitives*, tombent.

La pousse des dents ne suit pas toujours l'ordre que nous venons d'indiquer ; elle a lieu quelquefois plus tôt et quelquefois plus tard ; rarement cependant avant le sixième mois ou après le quatorzième. On voit néanmoins des enfans naître avec des dents. Ainsi Louis XIV naquit avec deux incisives supérieures, et Mirabeau avec deux grosses molaires. On a vu aussi les premières dents ne paraître que vers les dix-huit, vingt ou vingt-quatrième mois. Ces retards ne sont pas toujours exempts de dangers pour l'enfant.

Quand la première dentition est terminée, le système osseux a acquis un développement très sensible, et la santé de l'enfant se fortifie ; toutes les parties prennent de la con-

sistance et de la force. Cette force, ce développement
des parties s'accroissent à mesure que l'enfant approche de
la puberté, époque à laquelle s'opèrent des changemens qui
influent singulièrement sur tous ces phénomènes.

Deuxième dentition.

Vers la septième ou huitième année, il se passe chez
l'enfant une révolution remarquable : c'est la seconde dentition. Alors les dents sont chassées de leurs alvéoles par
d'autres qui viennent les remplacer, presque toujours dans
l'ordre selon lequel elles sont sorties.

Dans un tableau ci-joint nous allons faire connaître les
époques auxquelles ont lieu l'apparition des dents de la
deuxième dentition. Nous nous bornerons à dire ici que les
secondes grosses molaires ne se montrent ordinairement que
vers douze à quatorze ans, et que ce n'est guère qu'à l'âge
de vingt à vingt-cinq que la sortie des quatre troisièmes
grosses molaires, dites *dents de sagesse*, a lieu et vient
compléter le nombre des trente-deux dents.

TABLEAU *des époques de la sortie des dents.*

Première dentition.

1re époque
- de 6 à 8 mois.... les 4 incisives moyennes.
- de 8 à 10......... les 4 incisives latérales.
- de 10 à 13........ les 4 canines.

2e ép.
- de 15 à 20 mois.. les 4 premières petites molaires.
- de 20 à 36........ les 4 deuxièmes petites molaires.

3e ép.
- de 6 à 7 ans...... les 4 premières grosses molaires,
  qui ne seront jamais remplacées.

Deuxième dentition.

1re époque.	de 8 à 10 ans....	les incisives moyennes.
	de 9 à 11	les incisives latérales.
	de 10 à 12.......	les premières petites molaires.
	de 10 à 18.........	les canines.
	de 12 à 14.......	les deuxièmes petites molaires.
2e époque.	de 13 à 17	les deuxièmes grosses molaires.
	de 10 à 25	les troisièmes grosses molaires, ou dents de sagesse.

Maladies causées par la dentition.

Chez quelques enfans, l'apparition des dents n'est accompagnée d'aucun accident. Chez d'autres, au contraire, elle en produit de plus ou moins funestes. En général, on peut dire qu'elle est plus souvent pénible chez les enfans faibles, délicats ou maladifs, chez ceux qui sont atteints de quelque vice organique ou héréditaire, qui sont mal nourris ou qui proviennent d'une mère éminemment nerveuse, etc. Il ne s'ensuit point de là que les enfans vigoureux soient exempts de tout danger; car, s'il est vrai de dire qu'ils sont moins exposés aux maladies, nous devons convenir aussi que lorsqu'ils en sont atteints, elles sont plus graves et plus meurtrières pour eux.

Les accidens de la première époque de la première dentition sont moins graves et moins fréquens que ceux de la deuxième époque; tandis que la troisième y est la moins exposée. On regarde donc, avec juste raison, la sortie des huit petites molaires comme étant la plus dangereuse. Écoutons à ce sujet M. O. Taveau, qui a donné un tableau très lumineux de cette époque de la vie.

Lorsque les premières dents veulent sortir, l'enfant

6

ressent de la démangeaison aux gencives, ainsi que
de la chaleur dans la bouche. Bientôt après les gencives
deviennent rouges et gonflées; il survient un sentiment
de fièvre plus ou moins fort; l'enfant éprouve une sorte
d'agitation et tourmente le sein de sa mère ou de sa nourrice. Tant que cet état est modéré, il n'annonce pas une
dentition difficile. Malheureusement il n'en est pas toujours
de même, surtout lors de l'apparition des canines ou des
petites molaires, et quand les dents poussent presque
toutes en même temps, alors les gencives sont plus enflam-
mées et beaucoup plus gonflées; elles sont douloureuses et
pour ainsi dire brûlantes; la bouche devient sèche et est
parfois tapissée d'aphtes, ainsi que les lèvres et les gencives. Quelquefois aussi il survient une salivation abondante
et un engorgement des glandes sous-maxillaires. Les joues
sont en même-temps très colorées et chaudes; l'enfant
quitte et reprend à chaque instant le sein de la nourrice
avec des soubresauts, la fièvre est plus intense, les yeux
abattus, le sommeil interrompu et quelquefois presque nul;
il s'agite et crie continuellement. A ces symptômes se
joignent souvent une difficulté de respirer, une toux plus
ou moins forte, des convulsions, des vomissemens, et un
dévoiement fréquent, verdâtre et parfois fétide. Ordinairement les salivations et le dévoiement, s'ils ne sont pas
très forts, peuvent être considérés comme salutaires, et doivent être plutôt entretenus qu'arrêtés. M. O. Taveau regarde, avec tous les praticiens, les convulsions comme un
des accidens les plus dangereux qui accompagnent la première dentition, surtout quand, ne survenant pas seules,
elles se réunissent aux autres symptômes. C'est, le plus
souvent, pendant la sortie des petites molaires (à deux ou
trois ans) que les enfans y sont le plus exposés. Quand ces
convulsions sont générales et fortes, et qu'elles sont accom-

pagnées du hoquet, de la roideur des membres et du serrement des mâchoires, l'enfant est en grand danger et périt parfois malgré tous les secours de l'art. Il peut se faire aussi que les convulsions reconnaissent pour cause la présence des vers intestinaux; alors l'emploi des anthelmintiques les fait disparaître. Ces convulsions se distinguent des autres en ce que l'enfant éprouve une démangeaison au nez, qu'il a les yeux cernés, les pupilles dilatées, l'haleine forte, le visage bouffi, le ventre tendu et douloureux, etc.

La dentition peut également contribuer au développement de plusieurs causes morbifiques auxquelles l'enfant était prédisposé, et qui sont trop nombreuses pour être énumérées.

Souvent, avons-nous dit, des accidens de la première dentition sont nuls ou légers; dans ce dernier cas, on doit se contenter d'humecter les gencives avec quelque décoction mucilagineuse miellée, en évitant de mettre entre les mains de l'enfant des jouets ou hochets en ivoire ou autres corps durs qui peuvent les irriter. On doit bien se garder de frotter aussi les gencives, comme le fait le vulgaire, dans l'intention de les amincir; on ne fait alors qu'augmenter l'inflammation; par la même raison on doit proscrire le suc de citron, le vinaigre, l'eau-de-vie et autres liqueurs irritantes. On peut donner au petit malade quelque boisson adoucissante, ainsi qu'un lavement émollient pour tenir le ventre libre. Si le gonflement et la lividité des gencives en font craindre la gangrène, outre le traitement précité, il faudra les toucher avec un peu de charpie trempée dans une décoction d'orge miellée acidulée par l'acide hydrochlorique (esprit de sel). Enfin, si ces accidens sont tels que la fièvre soit très forte, la figure très animée, et que l'enfant soit d'une constitution pléthorique, il faut appliquer deux ou trois sangsues derrière chaque oreille et le placer ensuite dans un bain chaud. Ces deux moyens produisent généralement de très bons effets, surtout le premier, contre les convulsions. Le bain des jambes comme moyen dérivatif peut être d'un très grand secours. On a recommandé aussi les vésicatoires au cou; mais il arrive assez souvent qu'ils ne font qu'augmenter l'irritation. Il vaut mieux, lorsque l'agitation est extrême et qu'elle est accompagnée d'insomnie, donner de temps en temps, le soir surtout, quelques gouttes de sirop de diacode, ainsi que des bouillons de veau ou de poulet, et tenir le ventre libre soit par les lavemens, soit par l'eau de pruneaux, contenant une once de sirop de chicorée par livre.

Quand les douleurs sont très fortes et que les convulsions ne cèdent point, un grand nombre de médecins prescrivent l'incision des gencives; mais ils varient sur l'époque à laquelle on doit pratiquer cette opération. Les uns conseillent de la faire dès les premiers accidens, et d'autres veulent qu'on attende à la dernière extrémité. L'opinion de ceux-ci est plus généralement adoptée, attendu que l'incision des gencives n'est pas toujours exempte de danger, car elle peut augmenter l'irritation et donner lieu à l'ulcération et même à la gangrène de la partie. Il est vrai que ces accidens sont rares; mais, comme on les a observés, nous avons cru devoir les faire connaître.

Nous ne parlerons point des amulettes; ils n'ont dû leur vogue qu'à des préjugés populaires dont la saine raison a fait maintenant justice. Nous nous bornerons à dire que dans ce moment, plus encore que dans tout autre, l'enfant a besoin d'être tenu proprement, de respirer un air pur et d'être promené souvent en plein air, si la saison est convenable.

La seconde dentition est ordinairement moins orageuse que la première; il est un grand nombre d'enfans qui n'en éprouvent aucun dérangement, surtout ceux qui sont élevés à la campagne. Ceux-ci, plus robustes en général, plus forts et plus habitués à l'intempérie des saisons, sont d'une constitution moins nerveuse et moins sensible à la douleur.

En thèse générale, les symptômes qui accompagnent la seconde dentition se bornent à un léger gonflement et à une faible irritation de la gencive, correspondante à la dent qui chasse celle qu'elle doit remplacer; quelquefois aussi il s'y forme de petits abcès, principalement quand les petites molaires de remplacement s'ossifient. Il arrive aussi que les dents de lait et surtout les molaires sont attaquées de carie et produisent des douleurs plus ou moins fortes. Enfin, parfois le travail de la deuxième dentition donne lieu à l'engorgement des glandes du cou, surtout chez les enfans lymphatiques ou scrofuleux, ainsi qu'à des maux d'yeux, de gorge et d'oreilles, à des névralgies faciales, à des dartres farineuses, à des convulsions, etc. Dans ces cas, il faut mettre en usage les moyens indiqués pour les accidens de la première dentition, et se hâter de faire enlever la dent qui empêche l'autre de sortir de l'alvéole. Nous devons ajouter que les parens peuvent espérer de préserver leurs enfans de ces accidens, lorsque leurs fluides sont exempts de vices morbifiques, en leur faisant acquérir de bonne heure une constitution saine et vigoureuse, par une bonne nourriture, un air pur, et par les exercices gymnastiques.

Enfin, relativement aux accidens qui ont lieu quelquefois lors de la *pousse* des molaires ou mâchelières qui ne se renouvellent point; nous partageons entièrement l'opinion de M. Taveau, qui croit qu'il faut en venir le plus promptement possible à l'incision de la gencive qui est alors peu douloureuse, parce que la tension dans laquelle elle se trouve la rend presque insensible.

Du Sevrage.

On n'est point d'accord sur l'époque fixe à laquelle l'enfant doit être sevré. Nous avons déjà dit que nous croyons qu'en général la plus favorable était celle de dix à douze mois. Cependant l'allaitement doit être prolongé 1° si l'enfant est faible et maladif ; 2° s'il n'a pas pris encore ses douze premières dents ; 3° si, en commençant à le sevrer, on s'aperçoit qu'il maigrisse et qu'il lui survienne quelque maladie ; 4° si la mère est atteinte d'un vice morbifique, et qu'elle ait commencé un traitement pour purifier ses fluides et en même-temps ceux de son enfant. Dans tous les cas, le sevrage doit être gradué de manière à ce que l'enfant prenne de plus en plus de nourriture et moins de lait du sein de sa nourrice. On commence d'abord par lui donner du lait de vache ou de chèvre sucré, des panades ou soupes, des bouillons de poulet, qu'on rend ensuite plus substantiels, des fruits fondans, doux ou cuits ; on passe ensuite aux soupes plus nutritives et on lui donne même un peu de poisson et de viande bien cuite et non épicée. Sa boisson doit-être l'eau d'orge laiteuse, et plus tard, de loin en loin seulement, de l'eau mêlée avec un peu de vin. L'on doit éviter avec soin de faire téter les autres enfans devant celui que l'on veut sevrer. Quand il persiste à vouloir prendre le sein, on a coutume de l'en dégoûter, en frottant le mamelon avec de l'aloës en poudre. Cette méthode est vicieuse, attendu qu'il arrive parfois que l'enfant en est violemment purgé. Il vaut mieux le frotter avec une feuille d'absinthe ; l'amertume est plus forte et n'offre pas les mêmes inconvéniens. On doit avoir le plus grand soin de ne jamais donner à manger à l'enfant lorsqu'il est couché ; il faut attendre qu'on l'ait levé et l'habituer à ne faire que trois ou quatre repas, et à manger de tous les alimens, afin que sa constitution devienne plus robuste. Pendant le sevrage, il faut le promener fréquemment et lui procurer toutes les distractions possibles, ainsi que les hochets de son âge, pour détourner son attention de sa nourrice.

Accroissement.

L'accroissement des êtres organiques s'opère par *intussusception* et sous l'influence d'une excitation plus ou moins vive des tissus qui en sont le siége. Ecoutons, à ce sujet, M. Bégin. Durant les premiers mois, dit-il, de la vie *extra-utérine*, l'accroissement se fait avec une certaine uniformité dans toutes les parties du corps de l'enfant. Vers le septième mois, une évolution nouvelle se prépare. La tête devient le siége d'une congestion plus intense; les cavités de la face se développent; les dents apparaissent. Après la première dentition, les diverses parties du corps grandissent avec une rapidité à peu près égale jusqu'à la fin du premier septennaire, qui est signalée par la chute des premières dents et l'apparition des secondes. Peu de temps après, la taille commence à s'élancer, les os se durcissent, les formes perdent peu à peu leur mollesse; mais l'allongement du corps a lieu surtout de quatorze à vingt ans. Alors l'organisation du squelette s'achève et se perfectionne, les épiphyses cessent d'être isolées du reste des os, les muscles acquièrent plus de densité et de résistance. C'est au début de cette période, ajoute ce médecin, que les organes génitaux d'une part, ceux de la respiration, de l'intelligence et de la voix de l'autre, prennent un développement rapide, et que les premiers entrent en action, tandis que les autres jouissent d'un surcroît de vigueur et remplissent leurs fonctions avec plus d'énergie. A vingt-un ans chez les femmes et à vingt-cinq chez les hommes, l'accroissement en hauteur est terminé; mais il se continue encore en épaisseur, et jusqu'à trente-cinq à quarante ans tous les organes sont le siége d'une nutrition qui augmente leur volume, leur densité, et assure de plus en plus l'exercice de leurs fonctions. L'accroissement réel est alors terminé. Il est bien reconnu qu'il est plus prompt et porté plus loin dans les climats tempérés que dans ceux qui sont très chauds ou très froids. L'air humide, ainsi que la privation de la lumière, sont aussi des causes qui nuisent au développement régulier et complet du corps; les adolescens enfermés dans les hospices et les prisons nous en offrent des exemples. Si la mauvaise alimentation ou son insuffisance produisent le même effet, ce qui est digne de remarque, c'est que chez les femmes, ainsi que chez les hommes d'un tempérament lymphatique et nerveux, cet accroissement ou développement est plus tôt terminé que chez les sujets d'un tempérament sec ou bilieux. Voici comment le docteur Bégin rend compte des phénomènes qui accompagnent l'accroissement.

Toute la période de la vie, qui est consacrée à l'accroissement, est donc caractérisée par une *suractivité* remarquable et des parties centrales de l'appareil nerveux, et des organes digestifs du poumon et du cœur. Cette suractivité des principaux foyers du mouvement vital est constamment proportionnée à la vivacité ainsi qu'à l'énergie du développement organique, quel qu'en soit d'ailleurs le siége. Lorsque l'accroissement s'opère avec une rapidité exagérée, il n'est pas rare de voir les organes digestifs, le poumon ou le cœur excités par l'appareil nerveux, redoubler d'efforts afin de suffire à ce mouvement, et contracter des irritations plus ou moins profondes et intenses. De là les *gastro-entérites*, ordinairement compliquées d'angio-cardites, qui caractérisent les fièvres dites de croissance; de là, les dispositions aux *bronchites*, aux *hémopthisies*, aux *phlegmasies lentes et obscures* du parenchyme pulmonaire, qui se manifestent à l'époque de la vie qui précède, qui accompagne et qui suit immédiatement la puberté. De là, enfin, les mouve-mens précipités, irréguliers et douloureux du cœur, qui simulent l'anévrisme de cet organe, et qui se dissipent ordinairement lorsque l'accroissement étant terminé, les causes excitatrices de l'appareil circulatoire cessent d'exercer la même influence. Le cerveau lui-même n'est pas exempt de ces stimulations anormales. Perfectionné le premier, et prédominant sur l'ensemble de l'organisme, il est le siége d'une activité vitale qui le dispose singulièrement à la *méningite*, ou à l'*hydrocéphalie aiguë et chronique*.

On doit remarquer, au sujet de ces considérations, ajoute cet auteur, que la plupart des inflammations prolongées des viscères ont pour effet de ralentir ou même d'arrêter presque complètement l'évolution normale des autres parties du corps. La gastrite, et surtout l'entérite prolongées, n'arrêtent-elles pas, presque constamment, le développement organique de toutes les parties externes ? qui n'a observé la maigreur, l'étiolement, la couleur blafarde des enfans atteints de ces lésions gastro-intestinales, etc. ? Dans tous les cas, les matériaux nutritifs n'étant plus convenablement élaborés, ou l'innervation qui préside à la nutrition ayant perdu de son énergie, il faut bien que les élaborations indispensables à l'expansion et à l'accroissement de l'organisme languissent, et que tous les tissus restent imparfaits. L'angio-cardite ne produit pas alors d'aussi désastreux effets que chez les enfans, parce qu'elle atteint rarement à ce degré qui entrave d'une manière notable le cours du sang, et nuit aux actions nutritives, en menaçant la vie des sujets.

C'est au médecin à combattre, suivant les préceptes de l'art, les irritations gastro - intestinales dues à une crois-

sance rapide. Lorsque cette croissance se présente sans accidens, l'on doit donner aux enfans une nourriture abondante, saine et riche en principes nutritifs, en évitant soigneusement les crudités, les alimens indigestes ou échauffans, les mets épicés, les liqueurs fortes, etc.; il faut les
distraire, leur faire faire des promenades agréables et les
préserver de vives émotions. Dans le cas de maladie, les
analeptiques et les bons alimens sont également recom-
mandés, mais en quantité relative aux facultés digestives
du malade. Il arrive souvent que, pendant une maladie
aiguë, l'accroissement a été très rapide; dans ce cas, aussitôt que l'état du malade le permet, il faut s'empresser de
recourir à une bonne alimentation administrée prudem-
ment, en commençant par les bouillons et les gelées ani-
males, et passant graduellement aux soupes et à la viande,
en laissant de côté toute nourriture végétale. Enfin, si l'accroissement se trouve paralysé tant par une mauvaise alimentation que par défaut d'alimens, ou bien par l'exposition des sujets à un air froid ou humide, par la privation de
la lumière, on y remédie en mettant un terme à ces
causes.

Il peut arriver que l'accroissement ait lieu inégalement
entre quelques parties du corps; dans ce cas, le médecin
doit s'empresser de provoquer l'activité des parties dont
l'accroissement est retardé, et condamner à une sorte d'inaction celles qui offrent, pour ainsi dire, un luxe de nutrition. Nous terminerons cet article par les sages réflexions
du docteur Begin.

C'est moins à l'aide des agens médicamenteux qu'au
moyen de l'observation scrupuleuse des règles de l'hygiène
et surtout d'une éducation physique bien dirigée, que le
médecin doit chercher à favoriser l'accroissement resté
incomplet, à le régulariser et à le rendre uniforme entre

toutes les parties du corps, de manière à leur assurer un équilibre parfait d'action, et par suite la conservation de leur état normal et une longue durée. C'est presque toujours pendant cette période d'accroissement que se préparent les dispositions organiques, les susceptibilités locales qui, plus tard, disposeront à certaines maladies et compromettront la vie du sujet. Cette période de l'existence ne saurait donc être l'objet d'attentions trop soutenues et d'examens trop souvent répétés, afin de s'assurer que le développement de tous les organes s'opère avec la régularité désirable, et qu'aucun d'eux ne jouit ni d'une activité trop grande, ni d'une faiblesse insolite. Pour complément, nous joindrons ici la note suivante publiée par M. de R. dans le *Médecin du Peuple.*

Des changemens que l'âge apporte dans l'habitude extérieure du corps.

Les yeux les moins observateurs reconnaissent avec la plus grande facilité les traces que le temps imprime sur le corps humain ; les vicissitudes qu'il éprouve se peignent sur ses traits en caractères sensibles. L'enfant qui vient de naître est, en général, long de dix-sept à vingt-un pouces, et pèse, selon les recherches du professeur Chaussier, de huit à neuf livres ; sa peau, d'un rouge violacé, est couverte d'un enduit onctueux et gras, enduit qui parait destiné à protéger la peau délicate du nouveau né contre les injures de l'air. Le ventre et la tête offrent un volume remarquable comparativement au reste du corps. La consistance générale est faible, le corps est ramassé et arrondi ; des cheveux très courts recouvrent les tégumens de la tête, et souvent un duvet très fourni est répandu sur tout le corps ; les ongles sont surtout d'une mollesse remarquable, caractère de jeunesse qui n'avait pas échappé à nos pères, et qui avait donné lieu à une expression gracieuse dont ils se servaient dans le langage vulgaire pour désigner l'enfance. Bientôt le corps s'accroît, augmente de poids et de densité, ce qui dure jusqu'à l'âge de vingt-un ans environ. La rondeur des formes fait place à une taille svelte et élancée ; la peau est blanche et délicate ; la tête, ne prenant pas un accroissement proportionné, paraît plus petite ; elle se couvre de cheveux ordinairement d'une couleur claire dans les premières années, mais qui devient plus foncée dans les années suivantes. Les membres inférieurs s'alongent sensiblement ; le bassin se développe. De quatorze à seize ans un léger duvet dore les joues de l'adolescence, et ce duvet est bientôt remplacé par une barbe plus ou moins noire et serrée, caractère incontestable de force et de virilité. La figure prend de l'expression ; les sentimens, les besoins et les pensées se peignent sur les traits. Ce corps mince et délié approche de la taille qu'il doit acquérir ; la peau perd de sa finesse ; les cheveux se rembrunissent ; les chairs deviennent plus fermes, les membres plus volumineux. La poitrine et le bassin se developpent d'une manière sensible ; la première ne tarde pas à devenir velue ; ainsi que les membres. Les glandes mammaires se gonflent et deviennent quelquefois douloureuses. Enfin la taille de l'homme s'arrête à cinq pieds et demi environ, et celle de la femme à cinq pieds, mais plus souvent au-dessous qu'au-dessus. Le corps prend plus d'ampleur, plus d'épaisseur ; la force paraît dès lors devenir le partage de l'homme ; la peau, plus ferme, prend une teinte plus colorée ; les cheveux, plus durs, sont aussi plus foncés ; les ongles deviennent plus solides ; la physionomie a toute son expression ; la tête est élevée, le regard assuré, la marche libre et facile ; l'homme a acquis tout son développement ; il est alors doué de la constitution qu'il doit conserver jusqu'à sa vieillesse, dont les premiers degrés ne tardent pas à se laisser apercevoir. A peine a-t-il en effet achevé son accroissement, que déjà son front se dégarnit de cheveux, ou qu'il les voit blanchir ; la peau commence à se sillonner de rides légères ; le front, l'angle externe des yeux reçoivent ces premiers outrages. Ce ne sont plus des rides insensibles qui se dessinent fugitivement sur la peau, ce sont des traces profondes gravées par la main du temps d'une manière ineffaçable. Le visage, maigre et terreux, n'offre plus aucun vestige de cet éclat et de cette fraîcheur dont il brillait dans la jeunesse. Les cheveux sont tombés, ou leur blancheur de neige ajoute encore un trait d'exactitude à la comparaison de l'hiver de la vie. Le front est large, la figure étroite ; les yeux, enfoncés dans l'orbite, ont perdu leur vivacité ; les joues sont creuses, le menton et le nez saillans. Les sourcils, les cils et la barbe sont blancs et fort rares ; une peau sèche, brune et jaunâtre couvre des membres grêles et desséchés ; les chairs sont flasques et molles. Le corps se courbe, la taille se raccourcit, les genoux fléchissent. Tel est l'extérieur de l'homme depuis sa naissance jusqu'à sa mort. Ces changemens surviennent lentement et d'une manière tellement insensible, que, sans les infirmités qui assiégent le dernier âge, l'homme pourrait se croire, et se croit souvent toujours jeune : bienfaisante illusion qui l'empêche de s'apercevoir que le terme fatal approche, et qu'il faut se séparer bientôt des plus doux objets de ses affections.

DEUXIÈME PARTIE.

DE L'ADOLESCENCE.

L'adolescence est la seconde saison de la vie; elle comprend le temps qui s'écoule entre l'apparition des premiers signes caractéristiques de la puberté et le terme de l'accroissement du corps. On l'a ingénieusement comparée à une fleur qui s'épanouit et de laquelle on ne saurait prendre trop de soins pour qu'elle ne se flétrisse point avant la fructification. C'est en effet pendant la période de l'adolescence que la constitution se forme, se fortifie ou se dérange pour toute la vie. L'entrée dans l'adolescence ou la puberté est plus ou moins avancée, suivant la température des climats. Ainsi, 1º dans les pays chauds, tels que l'Asie et les contrées intertropicales, souvent les femmes sont nubiles à l'âge de six à sept ans, et les hommes à celui de douze ou treize ans; 2º dans les climats tempérés, la nubilité commence à onze ou douze ans pour les filles, et pour les hommes à quatorze ou quinze ans; 3º dans les pays très froids et dans les pôles, elle a lieu à seize ou dix-huit ans pour les filles, et à dix-huit ou vingt pour les garçons. C'est lors de l'entrée dans l'adolescence que la seconde dentition est terminée. Friedlander, à qui nous devons un excellent ouvrage sur l'éducation physique de l'homme, a donné un article estimé sur l'entrée dans l'adolescence : nous allons le laisser parler. La puberté a cela de commun dans les deux sexes que le sang est spécialement porté vers les parties génitales; il n'en résulte aucun symptôme mar-

quant dans les enfans robustes, et dont le *développement*
physique et moral a été naturel et *harmonieux*. Souvent
même il n'en résulte pas de grands inconvéniens pour ceux
qui sont faibles ; et l'on peut dire que cette époque n'influe
nullement sur la mortalité. Si, d'après les tables de M. Du-
villard, on compare la mortalité des enfans de six à onze
ans avec celle qui a lieu de onze à seize, on trouve la première supérieure à l'autre de plus de cent cinquante mille
individus sur un million. La croissance, dit-il, est accélérée dans toute les directions. Nous ne partageons point
cette opinion, puisqu'il est de fait que c'est surtout l'accroissement en longueur qui a lieu à cette époque, alors les
parties faibles ne reçoivent pas toujours assez de sucs nourriciers ; les parties fortes prennent un excès d'énergie ; de là,
quelquefois manque d'harmonie, et défaut d'intensité en faveur de l'extension, ou défaut de force en faveur de la croissance, comme on le remarque dans les enfans peu favorisés
sous le rapport de l'organisation. Nous ne sommes pas, sur
ce dernier point, de l'avis de Friedlander, et nous croyons
qu'il ne faut pas confondre la puberté avec l'accroissement :
celui-ci n'est point arrêté chez les eunuques ; il semble au
contraire augmenter, du moins en grosseur. L'influence
du nouveau développement à l'époque de la puberté, ajoute-
t-il, se manifeste d'abord sur les voies de la digestion par
des appétits très bizarres, par de grands besoins de nourriture qu'il est souvent bon de favoriser. Par ce phénomène constant, la nature semble indiquer qu'elle se suffit
à elle-même, et qu'on n'a besoin que de lui fournir les matériaux nécessaires à la perfection de l'édifice qu'elle élève
plus ou moins rapidement. L'adolescent réclame donc des
alimens contenant une quantité de sucs nourriciers, pourvu
que les forces digestives soient en proportion, ce qui le
plus souvent a lieu. Il arrive cependant parfois que, quoi-

qu'il satisfasse une faim excessive , les parties du corps ne paraissent pas en profiter également ; de là une faiblesse des muscles avec un grand développement de la charpente osseuse et surtout des jointures , ce qui donne aux garçons un air lourd, et aux filles une bouffissure extrême et de la pâleur..... De là la chlorose.

Comme l'accroissement se lie intimement à la période de l'adolescence , nous serons obligés d'y revenir dans cette seconde partie de notre ouvrage , quoique dans la première nous soyons entrés déjà dans des développemens assez étendus. En attendant, nous allons examiner avec Friedlander la suite des phénomènes que présente l'entrée dans l'adolescence ou la puberté. Le sang se porte alors plus fortement vers la poitrine et le cœur , et produit souvent des oppressions. La poitrine paraît resserrée , et l'on éprouve des palpitations et des mouvemens d'une chaleur fugitive. Le sang se dirige vers le sein de la jeune fille , où il produit des titillations , des picotemens , ou bien il afflue vers les reins , vers les aînes, et fait éprouver aux filles des pressions , et aux garçons de légers tiraillemens. Dans les enfans faibles , dont le développement des parties génitales est trop accéléré , les lombes sont comme brisées et les extrémités sans force. Il est à remarquer que Friedlander ne voit de danger à cette accroissement accéléré que pour les enfans faibles et d'une constitution originairement viciée. Comme si les capillaires de la peau n'avaient pas assez d'activité, elle devient flasque ; on aperçoit, surtout à la figure, de petits boutons contenant une matière blanche et séreuse. D'autre fois le sang reflue vers la tête et cause des vertiges, des engourdissemens et des hémorragies nasales très fréquentes.

Buffon, dans son système sur l'accroissement, l'explique de la manière la plus ingénieuse. Après avoir établi que ce sont les parties nutritives superflues qui ; renvoyées de tous les organes vers un organe particulier, deviennent les germes de reproduction, ajoute : la preuve que c'est le superflu de la matière qui sert au développement qui est le sujet matériel de la reproduction, c'est que le corps ne commence à être en état de produire que quand il a fini de croître. Ceci ne nous paraît pas constant, et quoiqu'on puisse le dire en général, les exceptions n'en sont pourtant pas rares. En effet, l'accroissement en hauteur se prolonge souvent jusqu'à vingt-un et vingt-deux ans, quelquefois au-delà, et cependant la faculté d'engendrer est presque toujours bien antérieure. Buffon fixe aussi le terme de l'accroissement en hauteur de seize à dix-huit ans, et celui en grosseur à trente ans. Il n'a sans doute pas voulu parler de l'embonpoint qui survient à tous les âges, et principalement chez les femmes, à la suite de la cessation des règles. Il est des jeunes gens, dit ce célèbre naturaliste, qui s'épuisent, et qui, par des irritations forcées, déterminent vers les organes de la génération une plus grande quantité de liqueur séminale qu'il n'en arriverait naturellement. Dès lors, ils commencent par cesser de croître; ils maigrissent et tombent dans le marasme; nous pouvons même ajouter dans une phthisie pulmonaire qui les conduit au tombeau. Buffon a donné un tableau de l'accroissement successif d'un jeune homme de la plus belle venue, né le 11 avril 1759, lequel a été mesuré par son père, M. Guerreau de Montbelliard; voici ce tableau :

Au moment de la naissance. 1 pied 7 pouc. 0 lign.
A un an 2   3   0
A cinq ans. . . . . 3 .   5   3

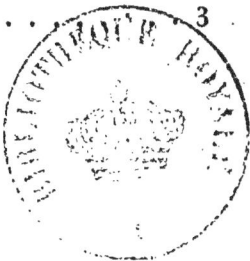

7

A sept ans 3	9	11
A 10 ans. 4	4	5 1/2
A quatorze ans. 5	»	8
A 17 ans 7 mois 4 jours . . 5	9	0

A ce sujet, Buffon se livre aux réflexions suivantes. Il paraît, dit-il, en comparant l'accroissement pendant les semestres d'été à celui des semestres d'hiver, que, jusqu'à l'âge de cinq ans, la somme moyenne de l'accroissement pendant l'hiver est égale à la somme de l'accroissement pendant l'été. Mais en comparant l'accroissement pendant le semestre d'été à celui du semestre d'hiver, depuis l'âge de cinq ans jusqu'à dix, on trouve une très grande différence ; car la somme moyenne des accroissemens pendant l'été est de 7 pouces 1 ligne, tandis que la somme des accroissemens pendant l'hiver n'est que de 4 pouces 1 ligne 1/2. Lorsque l'on compare, dans les années suivantes, l'accroissement pendant l'hiver à celui de l'été, la différence devient moins grande ; n'est-ce pas peut-être parce qu'alors l'accroissement ayant lieu suivant une impulsion énergique des forces vitales, cette action la soustrait à l'empire des lois physiques ? Il me semble qu'on peut conclure des observations de Buffon que l'accroissement du corps est bien plus prompt en été qu'en hiver, et que la chaleur qui vivifie tous les êtres organiques favorise l'accroissement du corps humain comme celui des végétaux.

L'accroissement ne peut être soumis à aucune règle. On a vu des exemples d'individus chez lesquels il a été très rapide. Buffon en a recueilli quelques-uns : nous allons en rapporter une partie.

1º L'histoire de l'Académie fait mention d'un enfant des

environs de Falaise en Normandie , qui, n'étant ni plus gros ni plus grand qu'un enfant ordinaire en naissant, avait grandi de six pouces chaque année jusqu'à l'âge de quatre ans, où il était parvenu à trois pieds et demi de hauteur ; et dans les trois années suivantes, il avait grandi de quatorze pouces quatre lignes, ensorte qu'à l'âge de sept ans il avait quatre pieds huit pouces quatre lignes. Mais cet accroissement si prompt, dans le premier âge de cet enfant, s'est ensuite ralenti ; car, dans les trois années suivantes, il n'a crû que de trois pouces deux lignes ; de manière qu'à l'âge de dix ans il n'avait que quatre pieds onze pouces six lignes ; et dans les deux années suivantes il n'a cru que d'un pouce de plus ; ensorte qu'à l'âge de douze ans il n'avait que cinq pieds six lignes. Mais, comme cet enfant était en même temps d'une force extraordinaire et qu'il avait des signes de puberté dès l'âge de cinq à six ans, on pourrait présumer, et cela sans doute est plus que probable, qu'ayant abusé des forces prématurées de son tempérament, son accroissement s'était ralenti par cette cause.

2o Les Transactions philosophiques (no 475, art. 2) font mention d'un enfant, âgé de deux ans et dix mois, qui avait trois pieds huit pouces et demi de hauteur ; trois mois après il avait trois pieds onze pouces , et pesait cinquante-six livres. Le père et la mère étaient de taille commune ; et l'enfant, quand il vint au monde, n'avait rien d'extraordinaire ; seulement les parties de la génération avaient acquis un développement remarquable ; sa voix était mâle , et sa force était telle qu'il terrassait les enfans de neuf à dix ans.

3o Pline, le naturaliste (lib. 7, cap. 16.), fait mention d'un enfant de deux ans qui avait trois coudées, ou quatre pieds six pouces ; quoique pubère, il était sans raison ; sa voix était mâle et forte ; il mourut tout-à-coup à l'âge de trois ans par une contraction convulsive de tous ses membres. Ces individus précoces semblaient être plus communs autrefois. Pline dit que les Grecs les nommaient *étra pelos*.

S'il est des individus dont l'accroissement est très rapide, par compensation, il en est d'autres dont le développement est très retardé. Mais l'un et l'autre cas forment des exceptions qui ne sauraient infirmer la règle générale. Il est des écrivains qui ont prétendu que l'espèce humaine dégénérait de jour en jour, et que la taille, par conséquent, diminuait. Hoffmann compte parmi eux Pline, Juvénal, Phlegon, Lucrèce, A. de Traller ; cependant Aulu-Gelle rapporte, d'après les témoignages des auteurs les plus véridiques, qu'Hercule n'avait pas plus de sept pieds.

Le prince de la poésie, Homère, en parlant d'un homme d'une force très considérable et d'une haute stature, ne lui donne, à peu près, que six de nos pieds. Les momies d'Egypte, dont la plupart remontent à plus de trois mille ans, n'offrent pas une taille supérieure à celle des peuples modernes ; ces rapports avec les résultats, obtenus par M. le docteur Villermé, sont très peu variables. S'il en était autrement, c'est-à-dire si la taille de l'espèce humaine décroissait chaque siècle, l'homme finirait par devenir aussi petit qu'une fourmi, si le monde ne périssait tout entier auparavant. Il est vrai cependant que dans les cavernes à ossemens fossiles, les squelettes des animaux qu'on y trouve sont beaucoup plus grands que ceux de nos jours ; quelques-uns même sont gigantesques ; mais ces restes sont ceux des animaux anté-diluviens dont les analogues vivans sont perdus.

Nous avons déjà dit que l'influence du climat sur la

taille de l'homme est très manifeste ; ainsi en Laponie, au Groënland, au Kamschatka, les hommes sont ramassés et rabougris, de même que les plantes qu'on y observe. Aussi, dit Lacépède (1), ou la nature est comprimée, pour ainsi dire, par l'excès du froid, elle est en quelque sorte rapetissée dans toutes ses dimensions. M. Virey, qui a donné un article fort intéressant sur les géans (2), ajoute : que c'est sous les parallèles des contrées modérément froides et humides que se trouvent les nations de la plus haute taille connue sur le globe. En effet, tous les géans cités par Buffon étaient des Allemands ou Suédois, ou du Tyrol, de la Finlande et de l'Angleterre. A l'appui de son opinion, M. Virey cite les Suédois, les Danois, les Polonais, les Saxons, etc., en Europe ; les habitans de la Chine septentrionale, du Thibet, des îles des Larrons, en Asie ; les Akanses, les peuplades des sauvages appelées à *grandes têtes*, dans l'Amérique septentrionale : les habitans du Chili et les Patagons, dans l'Amérique méridionale, offrent en général, au rapport des voyageurs, une très belle stature (3). L'humidité paraît être une condition essentielle à ce grand développement ; car les nègres de la Nubie, de l'Abyssinie, etc., brûlés par une chaleur intolérable, sont d'une taille médiocre ou petite ; c'est là que les anciens plaçaient les nains et les pygmées. Dans les régions chaudes et humides de l'Afrique, sur les rives inondées du Zaïre, du Niger,

---

(1) Vue générale sur les progrès des sciences naturelles, p. 34.

(2) Dictionnaire des sciences médicales.

(3) La plus haute taille humaine connue est celle d'un nègre du Congo, de neuf pieds de longueur, qui a été vu par Vanderbrock. (*Voyages*, par 413.)

du Sénégal et de la Gambie ; les animaux et les végétaux deviennent gigantesques. C'est dans les terrains les plus humides et les plus chauds de l'Asie et de l'Afrique que naît l'énorme *baobab*, le vaste *ceiba*, le figuier d'Inde des pagodes, etc. ; les moindres graminées y croissent de quinze à vingt pieds ; les cannes des bambous deviennent des arbres, et les flèches des palmiers s'élèvent à cent cinquante pieds, tant la végétation ou la force de croissance a d'énergie sous ces climats humides et chauds ; quel serait donc l'homme des mêmes contrées, ajoute l'auteur, s'il ne parvenait à se soustraire en partie à leurs influences dangereuses? Ne doit-on pas conclure de ces faits que l'humidité, sous tous les climats, favorise extrêmement l'accroissement pour la hauteur comme pour les autres dimensions.

Avant de parler de l'hygiène des adolescens, nous allons faire connaître les phénomènes que présente la puberté chez les deux sexes.

De la Puberté.

La puberté, avons-nous dit, est le passage de l'enfance dans l'adolescence : elle s'annonce chez l'homme et la femme par des signes qui lui sont propres et qui offrent peu de variations. Dans nos climats, elle se déclare vers les onze à douze ans chez les filles, et vers quatorze à seize chez les garçons. Écoutons M. le docteur Bégin : Un appareil, demeuré jusque là inactif et comme oublié dans l'organisme, s'éveille alors et semble donner à la machine entière l'impulsion dont elle ne tarde pas à laisser paraître au dehors les admirables effets ; en même-temps que le système nerveux cérébral devient le siége d'une excitation plus grande, les organes génitaux s'émeuvent, se développent, se disposent à agir, et envoient au reste de l'organisme des irradiations stimulantes plus ou moins intenses.

Chez l'homme, les parties glanduleuses contenues dans le scrotum acquièrent plus de volume, de pesanteur et de résistance ; le membre viril s'allonge et grossit ; les tégumens du scrotum prennent une couleur plus foncée ; le larynx et la poitrine se développent ; la voix, de grêle et flutée, commence par se voiler et devient plus ou moins grave, forte et sonore : c'est ce que le vulgaire appelle *muer*. Les muscles prennent plus de fermeté et de rondeur ; la peau se dépouillant d'une partie des tissus graisseux sous-dermiques, perd de sa blancheur et devient plus colorée et moins douce ; l'intelligence acquiert plus de développement ; les forces physiques augmentent, etc. Nous aurons occasion de revenir sur ces changemens.

Chez la femme, l'on remarque que la vulve prend des dimensions plus grandes. La matrice devient plus volumineuse, à cause sans doute de l'affluence du sang qui s'y porte ; les ovaires se gonflent, les mamelles commencent à se développer, prennent en général, et peu à peu, cette rondeur, cette forme, cette fermeté qui leur donnent tant de charmes. Il y a cette différence entre la puberté chez l'homme et la femme, 1° c'est que la poitrine et le larynx ne s'agrandissent point chez celle-ci ; 2° le bassin, qui ne change presque point chez l'homme, se développe chez la femme ; 3° la tête de cette dernière ne change presque point ; elle conserve en partie ses grâces enfantines, et l'occipital et la région postérieure du cou s'élargissent moins chez l'homme ; 4° le tissu graisseux sous-dermique reste à la femme, ce qui conserve à la peau sa blancheur et sa finesse. Le développement musculaire leur prête les formes conoïdes qui ajoutent à leur beauté ; 5° enfin, leur voix devient beaucoup plus étendue et n'acquiert presque pas de gravité ni de force.

D'après cet exposé, l'on voit que dans les deux sexes

a puberté reconnaît pour premier phénomène une sorte de mouvement qui s'opère par l'organe principal de la génération, ou bien par les ovaires chez les femmes, et par les testicules chez l'homme; de là naît une réaction sur les autres parties de l'économie animale. C'est alors, dit le docteur Bégin, que les matériaux nutritifs étant employés en plus grande abondance, tant pour l'achèvement de l'accroissement du corps que pour l'évolution génitale, les organes digestifs augmentent d'énergie afin de suffire à cette double dépense; de là vient l'appétit presque insatiable des adolescens et la rapidité de leur digestion. L'appareil circulatoire redouble d'activité, ce qui donne lieu au pouls ordinairement vif et rapide qu'on observe alors, ainsi qu'à la turgescence des réseaux capillaires et à la disposition aux hémorragies, résultats ordinaires de la surexcitation du cœur et des vaisseaux. Les poumons, à leur tour, ajoute-t-il, traversés par un sang plus abondant, sont le siége d'une nutrition plus active, d'un développement plus considérable, qui donnent à la poitrine plus d'étendue, et disposent les bronches aux irritations et aux hémorragies alors si fréquentes. Ces changemens se montrent également dans l'appareil nerveux encéphalique. En effet, l'on remarque alors que la face acquiert de plus grandes dimensions; les traits s'allongent; le nez devient plus saillant; les sourcils s'élèvent davantage; le front s'élargit; la partie postérieure de la tête prend plus de largeur et de proéminence, en un mot, toutes les parties de la tête acquièrent plus de force, de mobilité et cette forme qu'elles doivent conserver.

Hygiène des Adolescens.

Il est aisé de comprendre, dit le docteur Virey, comment les nourritures stimulantes, les boissons spiritueuses,

excitant le système nerveux, la sensibilité avivant la circulation, hâtent le mouvement vital et développent le corps,
suivant la remarque d'Hufeland, avec une grande rapidité;
mais l'époque de la puberté étant d'abord sollicitée, ainsi
que l'acte de la génération, la croissance ou la végétation
organique est bientôt détournée ou arrêtée. Il me semble
qu'on peut établir en fait, 1° que l'accroissement est plus
rapide chez les individus des villes, et plus uniforme chez
ceux des campagnes ; 2° que la précocité chez les premiers
tend à l'arrêter et à l'entraver dans sa marche, tandis que
dans les seconds il parvient à sa perfection avec plus de lenteur, il est vrai, mais avec plus de sûreté ; 3° enfin, qu'il est
dangereux chez les premiers, et utile, au contraire, chez les
autres. D'après cela, un géant, formé lentement par les
mains de la nature, serait très-fort et très-robuste, tandis
qu'un géant factice tel que celui que nous avons cité,
doit être beaucoup moins fort. Il résulte encore de là que
la durée de la vie étant essentiellement proportionnée à la
durée de l'accroissement, les campagnards devraient vivre
plus long-temps que les citadins, ce qui n'est pas bien prouvé,
quand il n'y a point de causes locales qui abrègent le terme
moyen de la vie. Si l'homme sauvage, tel que le présente
J.-J. Rousseau, est plus robuste, et plus développé que
l'homme civilisé, c'est que, outre les causes nombreuses qui
doivent accroître sa force, il ne gêne en rien et n'excite nullement le développement de son corps et qu'il laisse à la
nature le soin de travailler à l'édifice qu'elle a commencé,
tandis que l'homme civilisé l'excite par des causes variées
ou l'entrave par des obstacles plus ou moins puissans. On
voit dans Tacite la supériorité que donnait aux Germains
une vie simple, frugale, qui ne contrariait en rien leur accroissement, sur les Romains subjugués alors par le luxe
et la mollesse, et effrayés d'abord de la taille gigantesque

de leurs ennemis. Hoffmann attribue les avantages physiques des Germains sur les Gaulois, les Italiens et les Espagnols à leur chasteté célébrée par Tacite. On sait, en effet,
que l'excès du coït énerve le corps et le dispose à une
foule d'affections morbifiques. Revenons à M. Virey. On est
pubère, ajoute-t-il, dans les villes de luxe, et par des nourritures échauffantes, plus promptement que dans les campagnes, où l'on vit de laitage et de végétaux. Voici comment
cela s'explique : le lait, les fruits et les herbages, donnant
une nourriture plus raffraîchissante, plus humectante, ralentissent les fonctions vitales, les périodes de la durée étant
plus longues, l'accroissement a tout le temps de s'opérer.
C'est ainsi que les simples pasteurs, les peuples nomades, les
Ethiopiens à si longue vie, ou *Macrobies*, dont parle Héro-
dote, présentaient, malgré leur climat brûlant, de grands et
beaux corps. Ils subsistaient de lait et de fruits, comme les
anciens Germains. Tels étaient aussi ces antiques habitans
des îles fortunées (Canaries), qui ne vivaient pas moins
d'un siècle, dit-on, avec ces alimens naturels et doux, si
propres à tempérer l'ardeur de la vie et celle des passions.

D'après cet exposé, il est donc évident que les mêmes
nourritures qui ralentissent nos mouvemens organiques et
retardent l'époque de la puberté, sont aussi celles qui prolongent la durée de la vie et font acquérir au corps une plus
belle stature.

Il est démontré également que les climats tempérés, que
ceux qui sont chauds et humides, que le laitage, et l'alimentation végétale, un exercice modéré, favorisent la force et
l'accroissement gradué du corps qui devient souvent au-dessus de la taille ordinaire ; tandis que l'habitation des villes,
les alimens stimulans, les boissons spiritueuses, etc., en
hâtent le développement ; mais l'énervent et s'opposent à ce
que la stature soit aussi élevée qu'elle pourrait l'être sans ces

causes perturbatrices. Ces observations peuvent servir de préceptes hygiéniques pour les adolescens; elles ne détruisent point cependant ce fait essentiel que leur nourriture doit être abondante. Hippocrate, qui avait déjà fait cette observation, dit (1) : ceux qui croissent ont beaucoup de chaleur naturelle, ils ont besoin de beaucoup de nourriture. Les vieillards ont peu de chaleur, il leur faut donc peu d'alimens, etc. Dans son 13ᵉ aphorisme, même section, il s'exprime en ces termes : Les vieillards supportent mieux l'abstinence; puis les hommes dans l'âge de consistance; les jeunes gens point du tout, de même que les eufans, surtout ceux qui ont beaucoup de vivacité. On ne pourrait, ajoute le docteur de Mercy, son commentateur, soumettre à une diète rigonreuse les jeunes sujets sans se rendre, en quelque sorte, coupable des suites graves qui ne manqueraient pas d'en résulter.

Il arrive souvent que lorsque l'accroissement a lieu rapidement, le pubère éprouve des crises produites par la croissance, telles que de la fièvre, l'engorgement des glandes, de celles des aînes surtout qui causent de vives douleurs. Le docteur Fournier conseille dans ce cas, les bains aromatiques, la pommade savonneuse aromatisée avec l'esprit de mélisse, de menthe ou l'eau de Cologne. Il blâme, et avec raison, l'usage des cataplasmes émolliens qui relâchent toutes les parties et peuvent même déterminer la suppuration. Il arrive que certains sujets ne prennent, à la puberté, aucun accroissement, soit par une sorte d'énervation organique, ou par suite des causes que nous avons exposées. Dans ce cas, les frictions sèches, l'exercice modéré, les bains stimulans conviennent, et s'il n'y a point d'irritation dans le tube intestinal, on

_____

(1) Sect. 1ʳᵉ, aphorism. XIV.

peut recourir aux toniques, tels que le vin, les amers, les martiaux, etc. Chez d'autres, quand les organes digestifs sont irrités par le fait seul des stimulations sympathiques qui convergent vers eux; on doit, dit M. Bégin, combattre les mouvemens fébriles, dits de croissance, qui se manifestent moins par des évacuations abondantes et une abstinence prolongée qui seraient funestes, qu'à l'aide d'un régime doux, féculent, d'un repos convenable, de bains tièdes et de moyens analogues. La gastro-entérite aiguë et intense, ajoute-t-il, exige seule un traitement antiphlogistique actif : quand cette affection est légère, un régime doux suffit pour les faire disparaître.

Menstruation.

Cet écoulement sanguin est également connu sous le nom de *règles*, *époques*, *flux menstruel*, *ordinaires*, *maladies*, etc : c'est chez les femmes le principal apanage de la puberté. Cet écoulement menstruel cesse lorsqu'elles ne sont plus aptes à la fécondité; c'est avec lui, dit le professeur Capuron, que commence et finit la vie proprement dite de la femme. La menstruation n'est donc point une maladie, comme quelques auteurs l'ont avancé, elle tend, au contraire, à entretenir dans l'organisme vivant de la femme l'harmonie et l'équilibre.

Dans les climats tempérés tels que la France, l'apparition menstruelle a lieu entre douze et quinze ans, quelquefois, mais rarement, avant ou après. Leur cessation, ou *retour d'âge*, a lieu entre quarante et cinquante ans; parfois aussi c'est avant ou après ce terme. Ainsi, l'histoire de l'Académie royale des sciences parle d'une fille qui fut menstruée huit jours après sa naissance. Van-Swieten en a vu une autre qui fut réglée dans le premier mois de sa vie , etc. Ces particularités remarquables ne sont que des écarts de la nature. Cet écoulement n'a presque jamais lieu pendant la grossesse , aussi sa suppression est-elle considérée comme un des signes caractéristiques de la *fécondation.*

Dans les climats chauds , la menstruation est bien plus précoce que dans les pays froids. Les Indiennes, par exemple, sont susceptibles d'être mères à neuf ans. L'histoire nous apprend que Mahomet épousa Cadisja à l'âge de cinq ans, et que celle-ci partagea son lit trois ans après ; tandis que les Lapones ne sont pas nubiles avant dix-huit ou vingt ans. Dans notre climat, qui est tempéré, les femmes peuvent engendrer à l'âge de quatorze à seize ans. En général, la menstruation avance chez les femmes pléthoriques et sanguines, et retarde chez celles qui sont d'un tempéramment lymphatique, d'un caractère triste, d'une constitution faible ou valétudinaire. Les irritans, les stimulans, les alimens échauffans, les épices, le café, les liqueurs spiritueuses, les grandes émotions, en un mot, tout ce qui peut exciter la sensibilité ou influer vivement sur l'imagination , contribue au développement de la puberté et des menstrues, ce qui nous donne la raison pour laquelle les femmes sont plutôt menstruées dans les villes que dans les campagnes.

Nous avons dit que l'écoulement menstruel cessait ordinairement vers l'âge de quarante à cinquante ans. Il existe cependant des femmes chez lesquelles il cesse bien plus tard. Haller cite deux femmes qui accouchèrent l'une à soixante-trois et l'autre à soixante-dix ans, On a vu aussi la menstruation reparaître dans une vieillesse extrême. Daniel de Genève écrivait à Bartholin qu'il connaissait une femme de quatre-vingts ans, chez qui les règles avaient reparu depuis deux ans sans aucun accident ; les Mémoires de l'Académie royale des sciences citent de semblables faits ,

même sur des femmes de cent six ans; mais tous ces phénomènes sortent de la chaîne des lois de la nature.

Les règles ou menstrues viennent périodiquement tous les
mois, à moins qu'elles ne soient supprimées par la grossesse
ou par toute autre cause; mais elles ne suivent pas, comme
le croit le vulgaire, plus le cours de la lune que celui du
soleil. Cet écoulement éprouve des irrégularités: chez quelques femmes, il avance ou retarde plus ou moins; chez
d'autres, il se montre tous les quinze jours; chez certaines,
tous les huit jours, tandis qu'il y en a qui ne l'ont que chaque mois et demi ou tous les deux ou trois mois. En thèse
générale, les périodes menstruelles ont un rapprochement
d'autant plus grand que la femme se livre davantage à
l'acte du coït, aux excitans, aux boissons alcooliques, à
la bonne chère, et qu'elle reste plongée dans l'inaction.
Dans les climats chauds, les époques des apparitions menstruelles sont plus rapprochées que dans les pays tempérés,
et dans ceux-ci beaucoup plus que dans les pays froids;
ainsi, les Lapones ne sont réglées que deux ou trois fois
l'année. Dans le nord, l'on a vu aussi des femmes qui
n'étaient réglées que l'été. Enfin, Baudeloque et Deventer
citent des faits bien extraordinaires observés chez quelques
unes qui n'ont été menstruées que pendant la gestation.
L'on a une foule d'exemples de femmes qui le sont avant,
pendant et après, mais les faits cités par ces deux auteurs
nous paraissent inexpliquables

Relativement à la durée du flux menstruel, on remarque plusieurs irrégularités; le plus souvent, elle est de trois
ou quatre jours; chez certaines femmes elle se prolonge
jusqu'à cinq, six, huit et même dix jours, tandis que chez
d'autres elles n'est que d'un à deux jours. Par fois, chez
quelques-unes, les règles se montrent pendant un jour,
cessent ensuite pour reprendre quelques jours après. J'en ai

vu une chez qui elles ne faisaient que paraître, et en même-temps elle était prise d'une hémorragie nasale qui se renouvelait plusieurs fois dans la journée.

Signes précurseurs de la menstruation périodique.

Lorsque la menstruation doit s'opérer, l'utérus devient un centre d'irritation où se porte une affluence de sang dont l'excès est en quelque sorte sécrété. Cette irritation et cet écoulement sont annoncés, chez quelques femmes, par des douleurs lombaires et des lassitudes dans les extrémités inférieures; chez d'autres, par de la pâleur et une pesanteur dans le bas-ventre, des cardialgies, des faiblesses d'estomac, des évanouissemens, des coliques plus ou moins violentes; chez certaines, par un mal-aise général, une haleine forte, des taches rouges sur la figure, une petite douleur dans les seins, etc.; enfin, il est un grand nombre de femmes chez lesquelles les menstrues paraissent sans qu'elles éprouvent aucun de ces symptômes. Le sang coule d'abord pur et vermeil, il est presque toujours liquide, rarement en caillots; cet écoulement dure, à l'état normal, de trois à huit jours: quelquefois il se prolonge davantage, est très abondant et constitue alors une hémorragie utérine, connue sous les noms de *ménorragie*, *métrorragie*, *hémorragie de la matrice*, *perte utérine*. Cette maladie peut aussi être produite par d'autres causes, telles que l'abus du coït, les exercices violens, l'équitation, les veilles prolongées, les chagrins profonds, l'avortement, les substances irritantes introduites dans le vagin, les coups, les chutes : ces pertes sont peu dangereuses, à moins qu'elles ne soient fortes et de longue durée. Celles qui sont modérées et qui arrivent dans les trois premiers mois de la grossesse, vers l'époque de la menstruation, ne causent presque jamais l'avortement; celles qui sont fortes, avec douleur dans le bas-ventre et le dos, avec dilatation de la matrice, ou qui ont lieu vers le septième ou huitième mois de la grossesse, produisent l'avortement et ne sont pas sans danger.

Les menstrues peuvent se supprimer tont à coup et rester plusieurs mois sans reparaître. Cette suppression peut produire différentes affections morbifiques, la principale est la chlorose. Les causes qui peuvent donner lieu à cette suppression sont les impressions morales, très fortes, de quelque nature qu'elles soient, la frayeur, l'impression d'un froid violent, l'immersion des pieds dans l'eau froide et parfois les bains ; enfin, une foule d'autres causes analogues. Loin de mettre en usage des substances irritantes qui ne peuvent que produire une inflammation plus ou moins grande de l'utérus, la saine pratique veut que l'on recoure à des moyens plus doux pour rappeler le sang vers cet organe : l'on doit donc entretenir et même augmenter la chaleur des cuisses et du bassin au moyen d'un caleçon de laine et de vêtemens de même nature ; prendre des bains de siége chauds, employer les fomentations émollientes sur le bas-ventre, exposer les organes sexuels à la vapeur des décoctions adoucissantes ; l'équitation et la danse sont des exercices qui ont quelquefois les plus grands succès. M. Coster dit s'être presque toujours servi avec succès, pour rappeler le flux menstruel, de l'action du fluide électrique. On a quelquefois, dans ce cas, employé avec le plus grand avantage, notre sirop régénérateur du sang. Les femmes devront éviter, pendant leurs menstrues, toutes les émotions vives, les impressions du froid, surtout à la sortie du bal, du spectacle, et de mettre les pieds dans l'eau froide.

Pour la première apparition du flux menstruel, nous renvoyons à notre Traité sur les Dartres, sixième édition, page 123.

Cessation des menstrues.

Cette époque porte le nom d'*âge critique*, de *retour*. Elle arrive à un âge plus ou moins avancé, suivant les climats, les tempéramens et les circonstances qui ont précédé l'apparition des menstrues. Dans notre climat, le terme moyen paraît être, comme nous l'avons déjà dit, de quarante à quarante-cinq ans. Les symptômes principaux de cette cessation, sont : la sécheresse de la fibre, la pesanteur des extrémités et la difficulté de se mouvoir, un malaise général, de la tristesse, de l'insomnie, des bouffées de chaleur, un prurit plus ou moins fort aux parties génitales, de la constipation, la difficulté d'uriner, le gonflement des jambes, des coliques souvent nerveuses, etc., etc.

Les suppressions menstruelles sont toujours suivies d'une pléthore générale ou locale. Quelquefois le sang s'échappe par d'autres voies, telles que les gencives, les oreilles, les mamelles, les poumons, les vaisseaux hémorroïdaux, enfin, par presque toutes les parties du corps. Ces suppressions peuvent donner lieu à un grand nombre de maladies qu'on doit combattre suivant leur nature. Lorsqu'il y a pléthore générale, la saignée du bras convient comme moyen dérivatif éloigné; tandis que la saignée du pied n'est que révulsive, et ne peut convenir qu'en cas d'affection comateuse violente qui n'aurait pu céder à celle du bras. Contre la pléthore locale, on a recours à l'application des sangsues aux grandes lèvres, ou à l'intérieur des cuisses, après la saignée du bras; en même temps on emploie des demi-bains tièdes, des pédiluves chauds, des lavemens émolliens, des injections *idem*, des synapismes à la partie interne des cuisses. Lorsque cette suppression reconnaît pour cause un état bilieux, on prescrit les purgatifs doux, les adoucissans, le petit lait, l'eau de riz ou d'orge, les sucs d'herbes, les bains de

8

à 25 degrés, etc., on mettra plus souvent en usage les purgatifs si la maladie est très ancienne, ainsi que les toniques et
les ferrugineux. Pour l'ordinaire, l'écoulement menstruel
commence par diminuer mensuellement, et les époques de
son apparition deviennent irrégulières ; quelquefois il cesse
tout à coup, et se trouve remplacé par des fleurs blanches,
et parfois par des sueurs plus ou moins fortes. Il arrive aussi,
chez certaines femmes, que le sang se porte sur d'autres organes, et y produit des engorgemens qui donnent lieu à diverses
affections morbifiques. Les organes où ce fluide se fixe sont
le plus souvent ceux qui ont été les plus irrités. Ainsi chez
les femmes adonnées aux boissons spiritueuses, aux excès
gastronomiques, l'estomac et le foie sont principalement
affectés; chez les sujets qui ont éprouvé fréquemment des
catharres, des fluxions de poitrine, etc., ce sont les poumons;
enfin, il peut se développer, 1° des anévrismes chez les
femmes où le sang affluant au cœur, donnait lieu à des palpitations; 2° des maladies cérébrales chez celles qui sont très
nerveuses, qui ont éprouvé de longs et violens chagrins;
3° l'utérus peut devenir aussi le siége d'une affluence sanguine
d'où résultent des engorgemens qui parfois dégénèrent en
squirrhes, et en dernière analyse, en cancers incurables;
4° chez d'autres enfin, il survient des maladies éruptives, des
dartres, des affections bilieuses, des engorgemens et obstructions des différens viscères, des diarrhées rebelles, des
spasmes nerveux, l'hystérie, la névropathie, la manie; le
marasme, les hydropisies, surtout celle du bas-ventre, etc. :
mais, comme nous l'avons déjà dit, ces accidens sont rares, et
l'âge critique se borne, chez la plupart des femmes, à un mal-
aise, des étourdissemens et de légers maux de tête. Celles qui
sont douées d'une constitution lymphatico - sanguine acquièrent, à *leur retour*, plus ou moins d'embonpoint.

Traitement des maladies produites par la suppression menstruelle.

Il est évident que, dans les cas précités, le traitement doit être relatif à la maladie qui s'est développée; mais, comme en général, le plus grand nombre de ces affections morbifiques reconnaissent pour cause une pléthore sanguine, on peut recourir à la saignée du bras ou à l'application des sangsues aux grandes lèvres ou à l'anus. Ces émissions sanguines ne doivent être employées que le moins possible. On administre les boissons rafraîchissantes et délayantes, telles que le petit lait, l'eau de riz, d'orge, de veau, de poulet ou de groseilles; le sirop d'orgeat, la limonade, les lavemens, les purgatifs doux, les bains, les fomentations émollientes; quelques auteurs, dont nous partageons l'opinion, recommandent aussi les vésicatoires ou le cautère au bras. On doit éviter toutes les émotions vives, les veilles de même que le sommeil trop prolongé, le régime échauffant; faire un exercice modéré; respirer un air pur, chercher les amusemens et les distractions : mais comme les accidens qui surviennent à l'âge critique sont presque toujours dus à un vice morbifique, ou au moins à une altération du sang, on retirera le plus grand avantage de l'usage du sirop le régénérateur du sang. Voir, à ce sujet, mon *Traité sur les Dartres et les maladies humorales*, 6ᵉ édition.

Préjugés sur le sang menstruel.

Chez les femmes bien portantes, le sang menstruel est semblable à celui qui circule dans tout le corps; il n'est nullement malsain, ni par conséquent nuisible aux hommes qui ont des rapports intimes avec elles pendant la menstruation, quoiqu'ils doivent s'en abstenir durant cette époque. *Moïse* a cependant déclaré la femme impure pendant la menstruation. Cela tient à son état sanitaire

Ainsi, chez les femmes rousses et même quelques brunes, le sang menstruel a une odeur très forte; chez les scrofuleuses, il est pâle et séreux; chez les scorbutiques, il est noirâtre et fétide; chez les dartreuses, il est acrimonieux; chez les cancéreuses, virulent; chez les femmes atteintes de quelque maladie de l'utérus ou de fleurs blanches dégénérées, il est très âcre. Dans ces circonstances, le coït peut produire, quoique rarement, un écoulement chez l'homme.

C'est une erreur très grande que de croire que le sang menstruel a une odeur ou un principe très volatil, qui agisse sur les fleurs et les fruits, fasse tourner les liqueurs en fermentation, ainsi que les ragoûts, les sauces, le lait, etc.; c'est aussi à tort que l'on a prétendu qu'il guérissait les verrues.

Ménorrhagie ou Métrorrhagie.

Cette maladie, qu'on nomme également *hémorragie de la matrice*, est un écoulement sanguin extraordinaire par l'utérus, soit qu'il ait lieu pendant la menstruation, après l'accouchement ou à toute autre époque; lorsqu'elle est instantanée et si abondante qu'elle met la femme en danger, on la nomme *perte foudroyante*.

Cette hémorragie est divisée en *active* ou *passive*. Dans la première, le visage est rouge et animé, les yeux brillans, la respiration difficile, il y a douleur de tête et parfois des vertiges, constipation, chaleur générale, pouls fort, plein, fréquent, et constriction spasmodique générale, principalement dans le bas-ventre. La *passive* est caractérisée par la pâleur du visage, un sentiment de pesanteur dans le dos, les aînes et la matrice avec une espèce de prurit aux parties génitales; la vue est affaiblie, le ventre douloureux; le pouls est petit, faible, mou; parfois il y a une légère fièvre; l'atonie est générale, les extrémités sont froides, le sang est très séreux et peu coloré; la malade éprouve quelquefois des vertiges, des syncopes, des convulsions, des défaillances, etc. Quant aux causes productrices, elles sont les mêmes que celles qui excitent l'utérus et le système nerveux, comme les exercices violens, la danse, l'équitation, les veilles, les passions vives de l'ame, les irritans, l'abus du coït, les chutes, les coups sur l'abdomen, les vêtemens qui gênent la respiration, etc. Si ces écoulemens ont lieu chez les femmes stériles, ou avancées en âge, ils dénotent le plus souvent un vice de la matrice ; quand le sang a une odeur fétide, il annonce une lésion organique de cet organe produit par un sang altéré ; enfin, lorsqu'il coule goutte à goutte, c'est un signe certain d'une ulcération de la matrice.

La ménorrhagie peut survenir à la suite d'un accouchement ; nous en avons déjà fait mention et nous y renvoyons le lecteur.

Traitement de la ménorrhagie.

Lorsque cet écoulement n'est ni trop prolongé, ni trop abondant, on ne doit ni s'en inquiéter, ni se hâter de l'arrêter, parce qu'outre qu'il peut être salutaire, il peut aussi contribuer à s'opposer à l'inflammation de la matrice. Dans le cas contraire, on doit faire coucher la malade sur un lit un peu dur et mieux sur une paillasse, parce que la chaleur que produisent les matelas et les lits de plume ne peut que favoriser la perte ; on donnera pour boisson le sirop de groseilles ou de vinaigre, la limonade ; et si ces moyens sont insuffisans, on conseillera une tisane faite avec

Racine de grande consoude . . . . . deux onces.
Roses rouges. . . . . une demi-once.
Acide sulfurique. . . . . un demi-gros.

On fait bouillir la racine, pendant demi-heure, dans un

litre et demi d'eau ; on met alors les roses en infusion dans la décoction ; on coule au bout d'une autre demi-heure et on ajoute l'acide sulfurique. On peut édulcorer cette boisson avec le sucre. Cette tisane, comme toutes les boissons ci-dessus indiquées, doit être prise très froide.

On appliquera sur le bas-ventre des compresses trempées dans l'eau glacée, on les renouvellera souvent ; on a également recours à une vessie remplie de glace pilée, et, à son défaut, d'eau de puits très froide à laquelle on ajoute un quart de vinaigre ; enfin, si la perte est des plus fortes, on doit user en même temps des injections astringentes et même du tamponnement avec de la charpie trempée dans une décoction de ratanhia, de noix de galle, de grande consoude ou de tormentille.

Des fleurs blanches, leucorrhée, perte blanche, catharre utérin, ou rhume de matrice, d'après les anciens auteurs.

C'est ainsi qu'on nomme cet écoulement qui a lieu par le vagin. Il consiste en une liqueur séreuse ou lymphatique de diverses couleurs, mais le plus souvent blanchâtre, qui semble reconnaître pour cause une inflammation aiguë ou chronique de la membrane muqueuse qui tapisse l'intérieur de la matrice et du vagin. Cette affection morbifique peut donc être divisée en *aiguë* et en *chronique* : cette dernière n'est accompagnée d'aucune douleur.

La leucorrhée, quand elle a lieu, ne se montre guère que vers l'époque de la première apparition des règles, c'est-à-dire vers l'âge de treize à quatorze ans ; cependant on la remarque chez des jeunes filles de six, sept et huit ans, lors de la seconde dentition, et chez celles qui ont contracté le malheureux penchant de la masturbation.

Du catharre utérin aigu.

Cette maladie s'annonce par un sentiment de plénitude dans le bassin, lequel est souvent accompagné de douleurs vives et lancinantes et d'un suintement de nature sanguinolente; quelquefois la malade éprouve des douleurs plus ou moins vives dans les cuisses et le bassin; il s'écoule par le vagin un liquide transparent ayant quelque analogie avec le sérum ou blanc d'œuf, mais doué d'une telle âcreté qu'il irrite les parties avec lesquelles il se trouve en contact; les urines sont rares et rougeâtres; il y a parfois constipation. Quand cette inflammation se propage au corps de la matrice, elle prend le nom de *métrite* ou *inflammation utérine*.

Du catharre utérin chronique.

C'est, à proprement parler, celui qui est caractérisé par le nom de *fleurs blanches*. Celui-ci peut reconnaître pour cause le précédent qui d'aigu est devenu chronique; ordinairement il s'annonce sans douleurs : en général, il est accompagné des symptômes suivans : lassitude générale, faiblesse d'estomac suivie quelquefois d'évanouissemens, appétit faible et dérangé, digestions pénibles, visage souvent pâle, yeux cernés, teint flétri; chez quelques femmes, quand l'écoulement n'est pas abondant, on ne remarque aucun de ces symptômes. Il est bon de faire observer que, chez le plus grand nombre, il paraît des fleurs blanches deux ou trois jours avant et après l'écoulement des règles; tandis que chez d'autres, cet écoulement persiste pendant toute la période qui s'écoule entre les époques menstruelles.

Des causes de la Leucorrhée.

Une foule de causes peuvent produire cette affection morbifique; on remarque cependant qu'elle attaque plus particulièrement les femmes faibles et celles dont le tempérament a été très affaibli par quelque maladie, ainsi que celles qui ont abusé du coït, ou qui ont fait beaucoup d'enfans. Il est reconnu aussi qu'une peau blanche et fine, une fibre molle, un tempérament lymphatique, annoncent une diathèse leucorrhoïque. L'on doit compter aussi, parmi les causes prédisposantes de cette maladie, diverses affections héréditaires, telles que la phthisie pulmonaire, le scorbut, les scrofules, etc.; aussi voit-on des enfans apporter, en naissant, de semblables écoulemens. Ces écoulemens peuvent durer long-temps, puisqu'ils reconnaissent pour cause quelque vice morbifique héréditaire. Quant à ceux qui sont dus à la dentition, ils disparaissent en général après cette époque.

Il existe, en outre, des causes *occasionelles* ou *déterminantes*, parmi lesquelles nous signalerons les irrégularités hygiéniques; une nourriture trop succulente ou trop irritante, et, par opposition, une diète sévère; l'abus des liqueurs spiritueuses, du café et des boissons relâchantes, une vie apathique, de même que les exercices violens, tels que la danse, l'équitation, etc., l'abus du coït; les avortemens, les accouchemens difficiles ou nombreux; les chagrins et les émotions vives, les idées lascives, l'onanisme, la blennorhagie, les irritations des intestins et des organes de la génération; les mauvaises digestions, la présence des vers dans le tube intestinal, les impressions prolongées du froid et de l'humidité sur tout le corps et particulièrement sur les organes de la reproduction; le défaut de propreté, le séjour dans les lieux peu aérés, mal éclairés, bas et humides, dans les prisons, hospices, le voisinage des marais, l'usage trop fréquent des chaufferettes, le défaut de transpiration, l'abus des purgatifs, les suppressions menstruelles, laiteuses, hémorrhoïdales, les alimens de mauvaise qualité ou les crudités, les bains de siège. Les causes les plus fréquentes et qui rendent la maladie plus opiniâtre sont la gale mal guérie, les dartres négligées ou rentrées, le vice scorbutique et les érysipèles auxquels on a été assujetti, etc.

Traitement de la Leucorrhée.

Le traitement de la leucorrhée diffère suivant ses espèces et les causes qui y ont donné lieu, ainsi :

Dans la leucorrhée aiguë on emploie ordinairement la même médication que pour les autres phlegmasies des muqueuses, c'est-à-dire, les antiphlogistiques connus sous les noms de débilitans, délayans et relâchans. Si l'écoulement est abondant et la douleur vive et que la malade soit sanguine et d'un tempérament robuste, on a recours à la saignée générale. Sydenham, Hoffman et plusieurs praticiens très distingués donnent la préférence aux sangsues à la vulve, et recommandent une diète plus ou moins sévère, le petit lait, le sirop de groseille ou de vinaigre, l'eau de veau ou de poulet nitrée; les tisanes avec l'orge ou le riz acidulées, les lavemens et les injections émollientes avec la décoction de guimauve, de graine de lin ou de feuilles de mauve, auxquelles on ajoute des têtes de pavot, des feuilles de ciguë ou de morelle, si la malade éprouve de la chaleur, de la démangeaison ou une forte douleur aux parties génitales, comme cela a lieu chez celles qui sont atteintes de quelque maladie de la peau, et ce qui indique toujours la présence d'une humeur morbifique. On fait usage des demi-bains tièdes, des fomentations et fumigations émollientes. Ces moyens, comme les précédens, n'étant dans ce cas que palliatifs et ne pouvant détruire l'humeur morbifique, on doit nécessairement recourir aux dépuratifs les plus énergiques. Lorsque la période d'irritation est passée, on donne peu à peu des alimens légers et de facile digestion; on cesse également peu à peu les boissons délayantes pour recourir aux infusions toniques avec la camomille romaine, la sauge, la petite centaurée.

La *leucorrhée chronique* reconnaît presque toujours pour cause une faiblesse générale ou seulement l'atonie de la matrice. Il est évident que, dans le premier cas, le médecin doit s'empresser de fortifier l'organisme, et, dans le second, l'utérus. Dans l'un et l'autre, l'emploi des toniques, tant à l'intérieur qu'à l'extérieur, est d'un puissant secours. On se livrera à un exercice modéré; on fera des frictions sèches sur tout le corps, afin de favoriser ou d'entretenir la transpiration insensible; les alimens devront être substantiels, légers, faciles à digérer et pris modérément, le bon vin en petite quantité et étendu d'eau pourra être permis. Les malades devront rechercher les sujets de distraction; tels que les lectures agréables, les promenades, en un mot, tout ce qui peut faire une utile révulsion aux chagrins qui pourraient paralyser le traitement le plus méthodique. A ces divers moyens, on doit joindre une médication interne. Elle consiste dans les préparations de quinquina et de rhubarbe, les martiaux et les eaux minérales ferrugineuses, l'infusion d'absinthe, de gentiane, d'écorce de saule, de cerisier, de quassia amara ou d'angustura, la solution de cachou, la décoction de ratanhia, de racine de tormentille, les potions astringentes, les sirops de coing et de grande consoude.

On a quelquefois obtenu de très bons effets de la tisane suivante :

    Cachou en poudre. . . . . 2 gros.
    Sirop de coings. . . . . 2 onces,
    Eau . . . . 1 litre.

On fait dissoudre à froid le cachou dans l'eau, et l'on y ajoute le sirop. On en prend trois ou quatre verres par jour, et dans l'intervalle, une cuiller de la potion suivante :

    Extrait de ratanhia . . . . 1 gros.
    Eau de roses . . . . 3 onces.
    Eau de plantain. . . . . 1 once.
    Sirop de coings. . . . . 1 once 1/2.

On doit varier ces divers moyens, afin que l'organisme ne s'y habitue point.

Nous devons ajouter ici que, si cette maladie reconnaît pour cause principale un vice particulier, soit syphilitique, soit scorbutique, soit dartreux, etc., on doit la combattre par un puissant dépuratif, tel que le Sirop Régénérateur du Sang auquel il faut, dans certains cas, ajouter quelques auxiliaires : c'est au praticien à en faire l'application.

Parallèle de la leucorrhée et de la gonorrhée.

Malgré l'habileté de certains médecins dans le diagnostic des affections syphilitiques, ils sont souvent embarrassés pour distinguer la gonorrhée de la leucorrhée ou fleurs blanches, tant son diagnostic est difficile. Il n'est pas rare de voir un grand nombre de femmes, qui croient de bonne foi n'avoir que des fleurs blanches, être atteintes de quelque ancienne gonorrhée et infecter ainsi les hommes qui habitent avec elles. Quelques médecins prétendent aussi qu'on peut contracter des écoulemens avec des femmes affectées de fleurs blanches âcres et surtout avec celles dont le vagin est tapissé de dartres. Nous sommes loin de partager cette opinion; d'abord, parce que les dartres ne sont jamais contagieuses, excepté le cas de conception, comme je le prouve par des faits dans mon traité sur les dartres, 6ᵉ édition, et ensuite parce que, si les femmes, atteintes de fleurs blanches, étaient susceptibles de donner des écoulemens, il s'ensuivrait que beaucoup d'hommes, et surtout dans la classe ouvrière où le sang est toujours très échauffé, en seraient souvent atteints; car il est constant que la majeure partie des femmes sont assujetties à un écoulement plus ou moins abondant. M. Capuron dit avec raison, qu'il faut s'en rapporter à la bonne foi de la femme; mais il en est qui sont trop intéressées à nier qu'elles sont atteintes d'une syphilis. Aussi, ajoute cet habile praticien, tout homme de l'art, qui préjuge de cet écoulement d'après ses qualités physiques, telles que la couleur, l'odeur ou la consistance, risque de troubler l'union de deux époux qui n'ont peut-être point manqué à la foi conjugale.

Les signes, disent quelques auteurs, auxquels on peut reconnaître quelquefois la différente nature de ces écoulemens, sont les suivans :

1° La leucorrhée a son siége dans la matrice, tandis que la gonorrhée a le sien dans le vagin et quelquefois même dans l'urètre. Cette opinion ne saurait être généralement admise, car il en est qui prétendent que les leucorrhées aiguës et fortes se propagent dans l'urètre, et, *vice versá*, que des gonorrhées s'étendent jusqu'à la matrice même.

2° La leucorrhée cesse pendant la menstruation, tandis que l'écoulement gonorrhoïque a toujours lieu; il est cependant des praticiens, parmi lesquels nous nous bornerons à citer Astruc et Baillou, qui ont vu les fleurs blanches couler en même-temps que les règles. Ces écrivains ne se seraient-ils pas mépris sur la nature de l'écoulement en prenant une gonorrhée pour de simples fleurs blanches?

3° L'écoulement gonorrhoïque est d'abord verdâtre, ensuite purulent et corrosif, tandis que celui de la leucorrhée est blanchâtre, comme laiteux, et parfois de nature albumineuse; celui-ci n'est acrimonieux que lorsque la maladie est aiguë ou qu'elle est due à un vice particulier, et ne devient fétide et rougeâtre que lorsqu'il y a ulcération à la matrice.

4° M. Pinel, à qui la médecine doit une grande partie de ses progrès, distingue ces deux maladies, en ce que la leucorrhée est indolente au commencement et quelque temps après, tandis que l'apparition de la gonorrhée est accompagnée de douleur et d'ardeur en urinant; mais la leucorrhée aiguë offre les mêmes symptômes, et la gonorrhée chronique ne cause plus de douleurs.

Enfin, comme nous l'avons déjà dit, il n'est pas aisé de reconnaître la nature de ces deux écoulemens qui ont souvent les mêmes caractères. Il serait à désirer que la chimie pût trouver quelque réactif, pour démontrer leur différence; ce serait un grand service de plus qu'elle aurait rendu à l'art médical.

De la chlorose, pâles couleurs, fièvre blanche des filles.

C'est sous ces diverses dénominations qu'est connue cette espèce de cachexie qui est propre aux femmes, principalement aux jeunes filles, aux vierges et aux veuves. Nous allons faire connaître les symptômes, les causes et le traitement de cette maladie.

Symptômes de la chlorose.

Pâleur excessive, bouffissure de la face, couleur jaunâtre et parfois verdâtre, sclérotique blanche, paupières livides

et tuméfiées après le sommeil, yeux mornes, lèvres blanchâtres ; peau sèche, terne et comme plombée, chairs
molles, pieds gonflés ; pouls petit et fréquent, respiration
difficile, sentiment de tristesse ; diminution ou perte de
l'appétit ; goût dépravé pour diverses substances, telles
que le plâtre, le charbon, la craie, les sels, les acides, la
suie, le café grillé, etc. Cette dépravation du goût a été
nommée *pica*. Quelquefois la malade éprouve des nausées
et des vomissemens, des palpitations, un engourdissement
des membres, des pandiculations, des pesanteurs et maux
de tête ; des cardialgies, des borborygmes, une tension
dans les hypocondres, de la constipation et plus souvent
de la diarrhée, des douleurs aux reins, ainsi qu'aux aines,
rarement à l'utérus, etc. ; à ces symptômes se joignent
une tristesse, une morosité et une inquiétude constantes,
accompagnées de dégoût pour les plaisirs, pour les alimens et du désir de la solitude et de l'oisiveté, etc.

Des causes qui produisent la chlorose.

Ces causes sont, en général, l'état de virginité, quand
la menstruation ne paraît pas à l'époque de la puberté, ou
qu'elle est irrégulière ; il en est de même du veuvage et des
diminutions ou des suppressions menstruelles. Une sur-
abondance d'humeurs lymphatico-séreuses et surtout les
affections morbifiques des organes de la digestion produisent le plus ordinairement cette maladie, et non l'inertie
des organes de la génération, comme le prétendent quelques médecins. Parmi les autres causes éloignées, on doit
ranger le manque de force des solides, les obstructions des
viscères abdominaux, les altérations des humeurs et principalement du sang. Les causes occasionelles sont les hémorragies et les émissions sanguines excessives ; l'abus des

évacuans, surtout des drastiques, des viandes succu-
lentes, des huileux et des crudités, les vices dartreux,
scrophuleux et syphilitique, l'air humide ou marécageux,
les logemens bas, humides et mal aérés, la privation de
la lumière solaire, l'oisiveté ou la vie sédentaire : les passions vives de l'ame, telles que les chagrins violens, l'amour
contrarié, etc., peuvent également y donner lieu.

En général cette maladie est rarement dangereuse, quoique souvent elle soit de longue durée ; cependant, comme
toutes les autres maladies chroniques, elle peut, avec le
temps, mais dans des circonstances rares, produire l'inertie, ou une grande irritation des organes digestifs, et
donner lieu au marasme et par suite à la mort.

Traitement.

Le traitement de la chlorose doit être en raison des causes
qui l'ont produite et qui l'entretiennent. En thèse générale,
il faut s'attacher à la traiter dès qu'elle se déclare afin de
s'opposer à une plus grande dépravation des sucs nourriciers, à la formation des obstructions et des squirrhes, au
développement de la fièvre lente, au marasme, à l'hydropisie, etc. Lorsque cette maladie n'a pas pour cause, ce
qui est très rare, un vice humoral, le mariage est souvent
le moyens qui réussit le mieux chez les vierges et les
veuves ; suivant le docteur Coster, la guérison a lieu par
l'irritation des organes sexuels qui fait cesser celle de l'estomac ; il considère donc cette maladie comme une *gastro-
entérite chronique* de laquelle on a vu des hommes être
atteints sous les noms de *pica*, de *malacia*, etc.

Comme dans la leucorrhée, on doit prescrire un air pur,
celui de la campagne surtout, un appartement sain, aéré et

exposé aux rayons solaires, les vêtemens chauds, l'exercice modéré, les promenades à âne, en voiture, et même à cheval, les alimens sains, faciles à digérer; pris en petite quantité et rendus un peu excitans et toniques, le bon vin, coupé avec deux tiers ou trois quarts d'eau; la danse, la musique, les amusemens divers, les jeux un peu actifs, en un mot, tout ce qui peut concourir à distraire agréablement les malades. A ces moyens hygiéniques, nous joindrons les médications suivantes : s'il existe une suppression menstruelle, ou bien une leucorrhée, on doit s'attacher au traitement de l'une et de l'autre de ces affections par les moyens que nous avons indiqués. On emploie dans le traitement de la chlorose, les frictions sèches sur tout le corps, souvent répétées, parfois les vomitifs, mais plus communément les purgatifs toniques et fondans ou aloétiques, tels que les *grains de santé* du docteur Frank; les pilules d'Anderson, à la dose de une à trois, le soir en se couchant, ou bien un gros de pilules angéliques. Après ces moyens viennent les antispasmodiques, les toniques fondans, les eaux minérales ferrugineuses, les préparations martiales, le quinquina, la rhubarbe; la gentiane, la petite-centaurée et l'absinthe, à petites doses, soit en poudre, soit en infusion. On a souvent obtenu de bons effets de la poudre suivante :

Quinquina jaune.............	2 gros.	
Rhubarbe..................	1 gros 1/2.	
Safran de mars astringent..	}	de chaque 1/2 gros.
Cannelle	}	

Divisés en 15 doses à prendre trois par jour, une à jeun, l'autre à midi et la troisième en se couchant. On peut joindre à ces moyens et comme auxiliaires, les fumigations, les fomentations émollientes et calmantes. Le régime doit être tonique : la boisson qui convient aux repas est le vin rouge, trempé avec deux tiers ou trois quarts d'eau rouillée. Cette eau s'obtient en laissant, pendant vingt-quatre heures, un litre d'eau sur une demi-livre de clous rouillés.

Nous terminerons cet article en ajoutant à ces divers moyens, celui dont une longue expérience nous a démontré l'efficacité : c'est l'emploi du sirop régénérateur du sang, à la dose d'une cuillerée matin et soir, dans un demi-verre d'infusion de pensée sauvage et de feuilles d'oranger. Nous recommandons ordinairement de boire trois à quatre demi-verres de cette infusion dans la journée.

De quelques maladies propres à l'enfance et à l'adolescence.

Les bornes de cet ouvrage, ne nous permettant point d'énumérer toutes les affections morbifiques qui attaquent l'enfance et l'adolescence, et dont quelques-unes se montrent même dans l'âge viril et parfois dans la vieillesse, nous ne parlerons que des plus ordinaires. Ainsi nous examinerons succinctement les affections vermineuses, la coqueluche, le croup, les croûtes laiteuses et la teigne, la petite vérole, la rougeole, la scarlatine et les scrofules.

Affections vermineuses.

Nous ne discuterons point ici sur l'origine des vers dans le corps humain ; Hippocrate, Gallien, Muller, Réaumur, Selle, Grimaud, Rhœderer, Andry, Bloch, Leclerc, Swammerdam, Vallisnieri, Wagler, etc., ont cherché à l'expliquer, mais ils sont loin d'être d'accord, et, malgré leurs savantes recherches, ce problème est encore à résoudre. Nous nous bornerons donc à dire que les vers peuvent exister dans le tube intestinal, dans les quatre âges de la vie, mais plus particulièrement dans l'enfance et l'adolescence.

Ces vers se divisent en trois espèces : les *lombrics*, les *ascarides* et les *tænia* ou vers *solitaires*. Nous allons faire connaître les symptômes généraux et ceux qui sont propres à chaque espèce.

Symptômes généraux.

Ce sont les suivans : yeux animés, brillans ou ternes, dont on n'aperçoit que le blanc et l'auréole d'un brun noirâtre qui les entoure ; les pupilles sont dilatées, avec gonflement des paupières inférieures ; haleine plus ou moins forte et désagréable, tirant, comme on dit, sur l'aigre ; démangeaison au bout du nez, figure pâle, quelquefois avec rougeur de l'une des pommettes ; grincement de dents ; salivation plus ou moins forte; fadeur et parfois crampes d'estomac ; hémorragie nasale (1) ; assoupissement et plus souvent sommeil agité et réveil en sursaut ; mouvemens involontaires et presque convulsifs du corps ; appétit extrême, ou dégoût, soif très forte ; langue blanche offrant divers points rouges ; toux sèche et quelquefois convulsive ; tintement d'oreilles, respiration laborieuse, défaillance et vertiges ; nausées et vomissemens; urines blanchâtres, excrémens très peu consistans, offrant des stries sanguines et même des vers ou des portions de ces insectes ; ventre douloureux et tuméfié, coliques, vents et piqûres qui se font sentir successivement dans divers points du tube intestinal; convulsions, etc. Il est des individus qui sont atteints de vers, et chez lesquels cependant ces symptômes manquent totalement, ou ne s'observent qu'en petit nombre.

(1) Ce symptôme se montre très souvent sans être accompagné d'affection vermineuse.

SYMPTÔMES PARTICULIERS.

1° *Symptômes des ascarides.*

Nous dirons que ces vers sont blanchâtres, d'environ un pouce de longueur et effilés aux deux bouts. Ils ont leur siége ordinaire à l'extrémité du rectum; ils donnent lieu à de grandes démangeaisons au nez et au fondement, à des gonflemens et inflammations de l'anus, à des pesanteurs lombaires, à des douleurs hémorroïdales, à des coliques parfois avec tenesme, etc. Ces vers attaquent plus particulièrement les enfans. On prétend que l'usage du fromage tend à les propager; mais nous sommes loin d'ajouter foi à cette croyance.

2° *Symptômes des lombrics.*

Les lombrics ressemblent parfaitement aux vers de terre; ils attaquent plus particulièrement les enfans, quoiqu'on les rencontre chez les adolescens et même chez les adultes; mais plus rarement. Ils ont leur siége principal dans les intestins grêles, quelquefois dans l'estomac. Leurs symptômes se lient intimement aux symptômes généraux que nous avons décrits. Nous pensons, comme le docteur Pougens, que les convulsions sont, chez les enfans, un des effets les plus communs de leur présence dans les premières voies.

3° *Symptômes propres au tœnia.*

Le *tœnia* ou *ver solitaire* peut avoir jusqu'à vingt-cinq aunes de long, et même plus. Il est plat comme un ruban, formant une chaîne d'anneaux engrainés l'un dans l'autre par l'extrémité inférieure qui est plus large que la supérieure. Ce ver s'élargit donc vers la queue et s'effile vers la tête, qui est petite et tuberculeuse, ayant quatre suçoirs. Chaque anneau ou articulation contient une grande quantité d'œufs. Le tœnia s'engendre et se nourrit dans l'estomac ou dans les intestins grêles. On le nomme *ver solitaire* parce qu'il est ordinairement seul; il arrive cependant quelquefois qu'il en existe plusieurs. Ces vers sont divisés en *tœnia armé* et *tœnia non armé*. Le premier a la tête armée de crochets rétractiles; il est moins large et plus long que le non armé, et ses articulations sont comme les semences de courge, d'où lui vient le nom de *cucurbitain*; on ne l'a jamais trouvé que seul dans le canal digestif : c'est ce qui lui a fait donner le nom de *solium*. Le tœnia non armé est ordinairement plus large et moins long : sa tête est dépourvue de crochets; il est très plat, ce qui l'a fait nommer *lata*. On en trouve depuis un jusqu'à trois ou quatre dans le tube intestinal : c'est le plus commun dans nos contrées.

Les symptômes caractéristiques de sa présence sont souvent incertains. En général ils se rattachent à ceux que nous avons exposés pour les autres vers, auxquels on doit ajouter des désordres nerveux, des vertiges, des étourdissemens, l'amaigrissement, souvent une faim dévorante, des tiraillemens et des picotemens dans l'estomac, des frissons, etc.

Traitement des affections vermineuses.

On emploie un grand nombre de médicamens contre les affections vermineuses. Ils sont pris dans les purgatifs, les anthelmintiques, les amers; tels sont la mousse de Corse, le semen contra, le mercure doux, la fougère mâle, la valériane, les sucs acides, etc. Parmi les purgatifs, celui dont l'emploi est le plus assuré est l'huile de Ricin, connue aussi sous le nom de *palma-christi*. On l'administre à la dose de deux à trois onces dans la journée, et par cuillerées, toutes les demi-heures. La quantité est relative à l'âge. Pour les adolescens, nous avons obtenu de bons effets de la potion suivante :

> Huile de ricin........... 1 once.
> Sirop de chicorée........ 1 once 1/2.
> Eau de menthe poivrée.... 1 once.

A prendre en deux fois dans une heure.

On donne aussi les huiles d'amande douce, d'olive, ou mieux, de noix récente, depuis quatre onces jusqu'à une livre par jour, à prendre un demi-verre de trois en trois heures. Ces huiles tuent les vers et en facilitent l'évacuation par leur effet purgatif.

La mousse de Corse ou helminthocorton, la fougère mâle, la valériane, sont données en décoction à la dose de deux à quatre gros dans deux verres d'eau, à prendre dans la matinée. On les administre aussi en lavement.

Le dose du mercure doux est de quatre à douze grains, suivant l'âge ; on en prépare des dragées vermifuges et des pastilles.

Il existe encore une foule d'autres médicamens que l'on applique au traitement des affections vermineuses ; mais il serait trop long de les énumérer.

Traitement du ver solitaire.

L'on a proposé, pour le traitement du ver solitaire, divers moyens parmi lesquels l'on voit figurer la fougère mâle, la limaille d'étain, la cendre de sarment, l'écorce de murier, l'huile, le sel marin (chlorure de sodium), l'éther, soit seul, soit associé à la fougère mâle, et plus récemment et avec plus de succès, l'écorce de racine de grenadier. Nous allons faire connaître la médication au moyen de cette dernière substance.

Nous dirons auparavant que cette écorce doit être celle du grenadier sauvage, *pumila granatum*, qui croît sur les côtes septentrionales d'Afrique, en Espagne, dans le Piémont, en Italie, et dans les provinces méridionales de la France. Elle doit être bien sèche et bien dépouillée à l'intérieur de la partie ligneuse.

Préparation de cette écorce.

On en fait macérer de deux à trois onces pendant vingt-quatre heures, et bouillir ensuite dans deux livres d'eau, jusqu'à ce que le liquide soit réduit à une livre; on fait bouillir de nouveau le résidu avec une livre d'eau jusqu'à réduction de moitié; on coule et l'on réunit cette décoction à la première, puis on les fait réduire par l'ébullition à une livre, que l'on divise en trois doses, à prendre le matin, de demi-heure en demi-heure. Le soir de la veille où l'on devra boire cette décoction, on prend une once et demie d'huile de ricin, mêlée avec une demi-once de sirop de limon. La première et la deuxième doses de la décoction d'écorce de grenadier excitent, chez quelques-uns, des vomissemens; mais, dit M. Chevalier (1), sans avoir égard à cet effet, on doit prendre la troisième dose qui n'exerce plus la même action sur l'estomac. Ce chimiste ajoute : « L'introduction dans l'économie animale de la décoction de grenadier détermine trois ou quatre selles, précédées de légères coliques. Chez quelques individus, elle n'en cause qu'une seule dans laquelle se trouve entraîné le tœnia. L'espace de temps qui s'écoule entre la prise de la troisième dose et l'expulsion du tœnia, est le plus souvent d'un quart-d'heure à une heure : ce terme est rarement dépassé.

(1) Journal de chimie médicale.

Du croup.

Le croup ou *angine des enfans*, angine membraneuse , polypeuse, trachéale, suffocante, etc. , est une inflammation de la membrane muqueuse qui tapisse le larynx, le pharynx ainsi qu'une partie des bronches. Cette inflammation détermine la formation d'une espèce de cloison ou membrane qui cause la suffocation aux enfans qui en sont atteints. Cette maladie paraît n'avoir été bien observée que vers la fin du 18ᵉ siècle; elle attaque les enfans des deux sexes, de un à dix ans. L'on a observé qu'elle règne épidémiquement dans les saisons où les phlegmasies muqueuses et cutanées se développent plus communément. Les causes qui peuvent donner lieu au croup sont les vicissitudes atmosphériques : une constitution froide, sèche ou humide; aussi a-t-on remarqué qu'il était endémique dans les pays froids et humides; une constitution chaude et humide peut également le produire, ainsi que la transpiration supprimée, les coups, les violences extérieures, un refroidissement subit, etc.; quelquefois il paraît sans aucune cause apparente. En général, le croup, cette maladie si terrible pour les enfans, se rencontre particulièrement chez ceux qui sont nés de parens atteints d'un vice morbifique, par exemple, le syphilitique, le dartreux, le scorbutique, etc. : il attaque rarement les adultes et les vieillards.

Symptômes du croup. Ordinairement cette maladie commence par un rhume plus ou moins fort; il y a enrouement et enchiffrenement; l'enfant éternue, tousse et éprouve quelque difficulté à respirer; la fièvre est légère; le pouls faible et la peau chaude; le sommeil est interrompu; il y a de l'agitation, de l'abattement et de la tristesse. Après les premiers jours, la voix devient aiguë et comme glapissante : le malade est oppressé; la respiration est sifflante, le pouls faible, accéléré, la toux rauque, le visage gonflé, rouge et quelquefois pâle, il y a souvent impossibilité de parler, et grande difficulté pour avaler; l'haleine est quelquefois sans odeur, et d'autres fois fétide, suivant le degré d'inflammation ou l'état gangréneux de la fausse membrane; les urines sont blanches et troubles, le larynx est douloureux; il survient des quintes de toux, des vomissemens muqueux accompagnés de lambeaux membraneux : c'est alors que l'enfant est dans un péril imminent; la toux devient convulsive; il se déclare des symptômes tétaniques, le délire, un état comateux, enfin la suffocation. Dans la marche de ces symptômes, on distingue trois périodes; la première est celle de l'invasion; la deuxième, quand les accès sont de plus en plus forts et fréquens; la troisième, quand ils sont arrivés à leur summum d'intensité.

Le croup ne présente point constamment tous ces symptômes, il est même parfois difficile de le distinguer à son début. Dans quelques circonstances il se développe spontanément, et, comme dit le docteur Coster, ainsi qu'un coup de foudre; d'autres fois il est intermittent; dans quelques contrées il règne épidémiquement. Enfin cette maladie qui est des plus funestes à l'enfance, peut se prolonger jusqu'à sept, dix et même vingt jours. L'on a observé qu'après la guérison, la voix est rauque pendant quelque temps.

Traitement du croup.

Cette maladie se complique souvent avec d'autres et prend même des formes insidieuses, ce qui rend son traitement plus difficile. Dans tous les cas, le praticien doit s'empresser de combattre l'état inflammatoire qui se développe si promptement dans la muqueuse qui tapisse le larynx, la pharynx et une partie des bronches. On doit donc procéder de suite au traitement, car le moindre retard peut rendre toute médication inutile.

Les anciens médecins n'avaient en vue, dans ce traitement, que d'évacuer la bile et les fausses membranes; c'est dans ce but qu'ils prescrivaient l'émétique, les préparations antimoniales, les vésicatoires au cou et plusieurs autres moyens propres à augmenter l'état inflammatoire. Les modernes s'attachent au contraire à le calmer, ce qui nous paraît plus rationnel. L'on commence donc par examiner l'arrière-bouche, afin de se convaincre s'il existe une sorte d'efflorescence, destinée à se convertir en une membrane. Dans ce cas, on trempe une petite éponge, fixée au bout d'une baguette, dans de l'acide hydrochlorique étendu d'eau, et l'on touche, avec cette préparation, les points qui offrent cette efflorescence. Ce moyen produit un très-bon effet dès le principe; quelquefois, dit le docteur Coster, il est suffisant pour arrêter le croup à son début, tandis que plus tard il peut rester sans effet. Il faut en même temps s'empresser d'appliquer sous l'angle de la mâchoire inférieure depuis trois jusqu'à vingt-cinq sangsues; l'on donne avec succès aux malades, comme révulsif, si l'appareil digestif n'est pas enflammé, de petites cuillerées de sirop d'ipécacuanha; on administre aussi quelques fumigations émollientes, et on applique aux jambes des cataplasmes également émolliens et même des synapismes. S'il existe des spasmes nerveux, on prescrit des lavemens, des bains, des boissons adoucissantes et calmantes. On renouvelle l'application des sangsues, si les symptômes inflammatoires n'ont pas cessé; et l'on établit en même temps un vésicatoire au cou. Enfin, si les antiphlogistiques et les révulsifs sont insuffisans, et que l'enfant soit menacé de suffocation, il faut, sans hésiter, recourir aux excitans, même à l'émétique. M. le docteur Coster préconise beaucoup la potion suivante :

Sirop d'écorce d'orange. . . . . 2 onces.
Sulfure de potasse. . . . . 1 grain.
Eau de menthe . . . . 4 onces.

On la fait prendre au malade par cuillerées, en agitant chaque fois la bouteille.

Croûtes laiteuses et teigne.

Les croûtes laiteuses ne doivent point être confondues avec la croûte sèche du cuir chevelu, qui est formée par l'albumine que l'eau de l'amnios a laissé précipiter sur cette partie pendant la grossesse, et qui, en général, est entretenue par la malpropreté. Cet enduit jaunâtre et crasseux ne peut que s'opposer à la transpiration. On doit en délivrer les enfans au moyen d'un cataplasme ou de lotions émollientes.

La *croûte laiteuse*, également connue sous le nom de *rache* ou de *gourme*, attaque le plus souvent les enfans à la mamelle, à l'époque de l'éruption des dents. C'est à tort que le vulgaire regarde cette éruption comme salutaire ; M. Capuron n'est pas éloigné de croire qu'elle dépend souvent d'un vice héréditaire, ou qu'elle se complique avec d'autres affections chroniques. Notre longue pratique dans le traitement des maladies de peau nous a mis souvent dans le cas de reconnaître que l'opinion du docteur Capuron est des plus fondées. Nous ajouterons même que la malignité de cette maladie est proportionnée au genre et au degré du vice délétère transmis aux enfans par leurs père et mère. Lorry s'est également convaincu que la croûte laiteuse était des plus rebelles chez les enfans issus de mères dartreuses, ou allaités par des nourrices mal-saines.

Cette maladie attaque souvent tout le visage, à l'exception des yeux, des lèvres; elle s'étend graduellement jusqu'au cou, autour des oreilles et envahit même la poitrine, la région abdominale et les extrémités supérieures et inférieures. Elle ne doit point être confondue avec les *achores* ou *teigne muqueuse*. Cette éruption s'opère par des pustulles aplaties ou saillantes, contenant une liqueur un peu épaisse, qui se dessèche par le contact de l'air et se convertit en écailles ou croûtes furfuracées blanchâtres ou brunâtres, qui produisent sur la partie affectée des démangeaisons plus ou moins vives; il arrive souvent qu'il en suinte un liquide brunâtre, que la peau est enflammée et gonflée, enfin qu'il y a engorgement des glandes cervicales et jugulaires.

Les médecins, qui regardent cette maladie comme très-simple, se contentent de prescrire un léger changement dans le régime de la nourrice; s'ils n'emploient pas les astringens, c'est, disent-ils, dans la crainte de produire la répercussion de cette humeur. Cette crainte est sans doute bien louable, mais nous ne pouvons nous empêcher de blâmer leur manière d'envisager cette phlegmasie, dont la cause se trouve constamment dans l'altération des fluides. Cela posé, nous conseillons à la mère ou à la nourrice de se mettre à l'usage du régénérateur du sang. Si cette dernière s'y refusait, ou qu'on soupçonnât qu'elle le fît mal, le médecin appelé se bornerait, pendant l'allaitement de l'enfant, à employer les palliatifs, pour lui faire prendre plus tard notre dépuratif. Mais c'est surtout pour cet âge tendre qu'on doit bien prendre garde de confondre notre sirop régénérateur du sang, mis en usage depuis 1814, avec l'espèce de Rob ou sirop de Giraudeau dit Saint-Gervais (1), qu'il a commencé à employer en 1827, deux ans après avoir été reçu médecin, auquel il a donné le nom de régénérateur du sang et qu'il prescrit contre la syphilis, en même temps que contre les dartres.

De la Teigne.

M. le professeur Alibert en a décrit cinq espèces, qu'il a nommées :

1° Teigne faveuse.
2° Teigne granulée ou rugueuse.
3° Teigne furfuracée ou porrigo.
4° Teigne muqueuse ou de la face.
5° Teigne amiantacée.

La teigne attaque ordinairement les enfans et quelquefois les adultes. On l'a attribuée, mais à tort, à la malpropreté et à l'usage excessif des farineux. Selon nous, cette maladie de peau a toujours pour principe un vice délétère, tel que le dartreux, le scrofuleux, le syphilitique, etc. M. Pinel semble venir à l'appui de notre opinion, car il pense qu'elle peut être héréditaire. Nous ne sommes pas de l'avis de certains auteurs qui la regardent comme contagieuse.

Symptômes. Prurit au cuir chevelu plus ou moins fort, chaleur, rougeur et gonflement de la même partie; douleurs de tête, tuméfaction des glandes cervicales et occipitales, etc. Il survient ensuite des pustules, entourées d'une auréole rouge, qui laissent suinter une humeur visqueuse, rougeâtre et fétide, laquelle colle les cheveux les uns contre les autres, et, se durcissant, forme des croûtes plus ou moins

---

(1) Ce Giraudeau de St.-Gervais, pour avoir annoncé dans les journaux et dans des prospectus cette même préparation, a été condamné en police correctionnelle au maximum de la peine le 9 mai 1829. Ce jugement a été confirmé en cour royale le 17 juin suivant.

épaisses; tandis que l'humeur âcre, qui est au-dessous, attaque la peau, détruit les cheveux, consume le bulbe et le tissu voisin, et quelquefois même menace la substance osseuse du crâne (1). Au lieu du traitement barbare de la calotte de poix appliquée sur la tête, nous allons faire connaître celui que propose un des plus honorables médecins chimistes de l'époque, M. Julia de Fontenelle, et qui se trouve consigné dans l'ouvrage de MM. Normandin.

Ce traitement consiste à prendre d'abord une tisane faite avec

Racine de patience.	2 onces.
Salsepareille	1 once.
Douce amère.	2 gros.

On fait bouillir dans deux pintes d'eau, qu'on fait réduire à moitié ; on en boit quatre verres par jour, en prenant de deux à trois pastilles soufrées chaque fois. Tous les dix jours, le malade est purgé avec une ou deux onces d'huile de ricin, suivant l'âge : et quand le traitement tire à sa fin, on applique un vésicatoire que l'on promène d'un bras à l'autre pendant un mois ou un mois et demi.

Quant au traitement local, M. Julia de Fontenelle conseille de laver, soir et matin, les croûtes teigneuses avec du vin de quinquina tiède, et d'appliquer ensuite, et chaque fois, sur ces mêmes croûtes, de la pommade charbonneuse. Au bout de deux ou trois jours, ces croûtes teigneuses tombent, et, en continuant le pansement, le malade, dit M. de Fontenelle, marche vers une entière guérison.

Nous nous garderons bien de rien dire du traitement que conseille ce médecin chimiste contre la teigne, n'ayant jamais été à même de juger de son efficacité.

Nous avons quelquefois mis en usage contre cette mala-

(1) Alibert, *Maladies de la peau* ; Pinel, *Nosographie philosophique*.

die le sirop le régénérateur du sang ; mais nous devons à la vérité de dire que son action, toute dépurative qu'elle soit, n'a pas été sans échouer sur quelques sujets. Le traitement de cette maladie par le régénérateur du sang consiste à prendre, matin et soir, une dose de ce dépuratif toujours proportionnée à l'âge du sujet (voir mon *Traité sur les Dartres*), et que l'on délaie dans de la décoction de houblon qui est la tisane ordinaire du malade, et dont il peut faire usage à ses repas, en y ajoutant un quart de vin. Il est purgé légèrement tous les douze à quinze jours.

Le seul moyen extérieur que nous employons, après avoir fait couper les cheveux, est le sparadrap de diachylon qu'on applique sur les croûtes pour les faire tomber, ce qui a lieu en moins de vingt-quatre heures. On renouvelle cette application aussi long-temps que les croûtes reparaissent. Si la tête en était toute affectée, il suffirait d'en recouvrir le quart à la fois et les autres parties successivement.

Cette méthode a réussi complètement sur un enfant de douze ans, dont le père était affecté de dartres. Ces dartres s'étaient portées sur les jambes avec une telle violence, que, quand nous avons entrepris sa guérison, il y avait deux mois et demi qu'il n'allait plus à son bureau. Ce père ne s'est jamais abusé sur la cause de l'affection de son fils. Il l'a toujours considérée, avec infiniment de raison, comme provenant du vice dartreux dont il était atteint avant son mariage, et qu'il avait dû transmettre à cet enfant. Les dartres étaient la conséquence du vice syphilitique auquel il avait participé plusieurs fois, dans sa jeunesse, et qui avait dégénéré.

Petite vérole.

Cette maladie est trop connue pour que nous ayons à en parler ; on s'en préserve au moyen de la vaccine, quoiqu'on ait plusieurs exemples de varioloïde chez des sujets vaccinés, quand cette maladie règne épidémiquement. Mais chez ceux-ci, elle est plus rare et bien moins meurtrière.

Rougeole.

La rougeole passe pour être contagieuse et peut régner épidémiquement; l'on assure qu'elle nous est venue de l'Arabie vers le commencement du septième siècle. Elle attaque plus particulièrement les enfans, sans cependant épargner les adultes; chez les uns comme chez les autres, elle est plus dangereuse quand elle se complique avec d'autres affections morbifiques. La rougeole ne se reproduit point comme la petite vérole par l'inoculation; jusqu'à ce jour, on ne lui connaît pas de préservatif. Les médecins physiologistes regardent cette maladie comme une inflammation de la peau et des membranes muqueuses qui tapissent les conduits de la respiration ainsi que les voies digestives.

Dans le bas-âge, elle est presque toujours bénigne; mais quand l'inflammation est très-forte et qu'elle s'étend même jusqu'au cerveau, cette éruption devient alors *maligne* et meurtrière. La rougeole offre quatre périodes bien distinctes:

1° *L'incubation.* Celle-ci est caractérisée par des symptômes de catarrhe plus ou moins forts, avec alternation de froid et de chaleur, douleur et pesanteur de tête, enchiffrenement, éternuement, larmoiement et sensibilité extrême des yeux, rougeur de la face, enrouement et toux, picotement de la trachée-artère, respiration accélérée et difficile, tendance à l'assoupissement, soif incommode, langue blanche et humide, gonflement des paupières et de la figure, purit insupportable à la paume des mains et des pieds, chaleur âcre à la peau, pouls fréquent, dur, serré, parfois nausées et vomissemens. Le plus souvent ces symptômes s'accroissent jusqu'à ce que l'éruption se manifeste, ou bien jusqu'au quatrième jour.

2° *L'éruption*. Elle a lieu ordinairement vers le quatrième
jour, en commençant pas le visage. Elle se manifeste par
de petites taches rouges et de diverses formes, qui, de clair-
semées d'abord, se réunissent en grappes bien distinctes, dont
les grains peuvent être discrets ou confluens. Cette éruption
se manifeste ensuite sur la poitrine et les membres, et se ter-
mine en vingt-quatre heures, quoique chez quelques sujets
elle se prolonge jusqu'à trois jours. Ces taches de la figure
ont ordinairement la largeur d'une petite lentille, et offrent au milieu une élévation pustuleuse.

3° *Stagnation*. Après que cette éruption est terminée, les
symptômes précités diminuent, mais le visage et les autres
parties restent comme tuméfiées; bien souvent aussi la fièvre
et la toux sont plus fortes, et la respiration plus laborieuse.

4° *Desquamation*. Tout reste ordinairement dans le même
état pendant près de trois jours. Vers la fin du sixième ou
septième de la maladie, les taches pâlissent, l'épiderme
tombe en écailles, les rougeurs s'effacent vers le huitième ou
neuvième, quoiqu'il arrive parfois que cette maladie se prolonge jusqu'à dix et même quinze jours; quelquefois elle
revêt le caractère adynamique.

Traitement de la Rougeole.

La rougeole bénigne ne réclame le plus souvent que des
boissons adoucissantes et émollientes, comme le sirop de
gomme, de capillaire, de violette; les décoctions de guimauve, de jujubes, de dattes, de graine de lin; les infusions de réglisse, de sureau, de violettes, de fleurs de guimauve et de mauve, etc. On fait garder le lit au malade
dans une chambre à une température de 10 à 12 degrés;
on prescrit une diète absolue, à moins que la fièvre ne soit
peu forte. La chambre doit être peu éclairée, dans la
crainte de fatiguer les yeux déjà trop disposés à s'irriter

l'éruption disparaît tout à coup. On cherchera à la rappeler par un bain tiède et des boissons sudorifiques; mais si cette disparition reconnaît pour cause une grande inflammation des viscères, loin de recourir aux sudorifiques qui sont excitans, on doit au contraire insister plus que jamais sur les émolliens, les antiphlogistiques et même en venir aux émissions sanguines, suivant le caractère et le siége de l'inflammation. Dans quelques localités, quand la'rougeole est très grave, avec délire et agitation très forte, quelques praticiens prescrivent des lotions avec de l'eau froide, et paraissent avoir quelquefois réussi par ce moyen; mais avant d'y recourir, il faut bien s'assurer s'il n'y a point complication d'inflammation de poitrine, car il en pourrait résulter la mort.

Il est des médecins qui conseillent l'application d'un vésicatoire et les purgatifs à la fin de cette maladie. Le premier nous paraît presqu'inutile; quant aux seconds, ils doivent être employés avec ménagement, car des purgatifs trop violens pourraient enflammer les intestins.

De la scarlatine.

Cette maladie est également connue sous les noms de *fièvre scarlatine* et *fièvre rouge*; elle a beaucoup de rapport avec la rougeole et attaque de préférence les enfans et les adolescens, quoique cependant les adultes et quelquefois les vieillards n'en soient point à l'abri : à ces deux âges, elle est plus dangereuse. La scarlatine a lieu dans toutes les saisons; mais c'est plus souvent vers la fin de l'automne qu'elle se manifeste sporadiquement ou épidémiquement. Dans ce dernier cas, elle n'est point sans danger. La plupart des auteurs assurent qu'elle est contagieuse, mais à un moindre degré que la petite vérole et la rougeole.

10

Cette maladie est en général très *bénigne* ; mais si l'inflammation des voies aériennes et gastriques, ainsi que celle de la peau sont très fortes, elle ne présente pas moins de dangers que la rougeole d'un rouge écarlate.

Caractère de la scarlatine. Taches ou plaques inégales sur la peau, qui sont précédées et accompagnées souvent de moiteur ou de sécheresse de cet organe ; inquiétude, anxiété, soif, gonflement douloureux et rougeur des amygdales et de l'arrière-bouche, etc.

On reconnaît à cette maladie trois périodes dites *ébullition*, *éruption*, *desquamation.*

1° *Ebullition.* Cette période est caractérisée par un abattement, et une lassitude plus ou moins forte, avec douleur de tête, frissons, chaleur modérée, dégoût, soif, pouls élevé, fièvre avec redoublement pendant la nuit ; la respiration est gênée, la langue sèche et recouverte d'un enduit blanc ou jaunâtre ; la peau est également sèche ; nausées et vomissemens, douleurs dorsales et gutturales, hémorrhagies nasales, voix rauque, toux sans expectoration, urines rouges, etc.

2° *Eruption.* Elle a lieu vers le deuxième ou troisième jour, rarement au-delà ; les taches sont d'un rouge vineux, et comme des têtes d'épingle ou de petites lentilles. Elles ne s'élèvent point au-dessus de la peau comme dans la rougeole, et elles deviennent blanches quand on les presse avec le doigt, et se manifestent d'abord sur les parties supérieures et successivement sur les moyennes et les inférieures, avec moiteur ou sueur sans beaucoup de démangeaisons. Cette éruption s'opère complètement en deux jours, alors les taches se sont irrégulièrement étendues, de manière à couvrir tout le corps et à lui donner une couleur d'un rouge presque écarlate. La figure, les mains et les pieds sont plus ou moins tuméfiés ; les articulations des doigts sont roides, les vomissemens ont cessé ; mais les dou-

leurs de la gorge et la plupart des autres symptômes exis-
tent encore.

3° *Desquamation.* Dans la marche ordinaire de cette maladie, vers le septième ou huitième jour, les taches pâlissent, s'exfolient, pour ainsi dire, et l'épiderme tombe comme
une poudre farineuse ; enfin, tous les symptômes précités
disparaissent graduellement, à moins que les crises n'aient
point été parfaites. Dans ce cas, les glandes axillaires et
inguinales, les parotides et diverses autres parties deviennent le siége d'engorgemens ou de tumeurs, ou bien il survient une toux opiniâtre, quelquefois même l'anasarque,
quoique le malade ait été fort bien pendant huit ou dix
jours.

Suivant l'intensité des symptômes, la scarlatine est *bénigne* ou *maligne.*

En général elle est dangereuse quand elle se complique
avec l'angine gangreneuse, la fièvre adynamique, etc.

Ces accidens n'ont jamais lieu que quand les fluides sont
altérés par quelque principe morbifique. Cette altération
peut causer la mort, qui a lieu ordinairement du huitième
au seizième jour.

Traitement de la Scarlatine.

Cette médication est, à très peu de chose près, la même
que celle de la rougeole. Nous ajouterons que lorsqu'elle est
de nature inflammatoire, on doit insister sur les antiphlogistiques ; si elle s'accompagne de gastrite, on emploie les
purgatifs doux, et quelquefois les émétiques ; si elle se
complique avec la fièvre putride ou l'angine gangreneuse,
on a recours aux acides minéraux, au camphre, au sulfate
de quinine, aux cataplasmes, aux linimens émolliens et
calmans, etc.

MM. Hanhemann, Masius, Hedenus et autres médecins

allemands ont préconisé l'extrait de belladone comme préservatif de la scarlatine. Le docteur Masius conseille deux grains de cet extrait divisé en quatre prises : Hédénus veut qu'on en fasse dissoudre deux grains dans une once d'eau de cannelle vineuse, qu'on administre soir et matin, tandis que l'épidémie exerce ses ravages, savoir :

1° Deux gouttes aux enfans d'un an ;

2° Trois gouttes à ceux de deux ans ;

3° Quatre gouttes à ceux de trois ans, etc.

On augmente les doses suivant l'âge et surtout si l'épidémie est meurtrière.

Nous terminerons cet article en faisant observer qu'Ettmüller avait considéré la scarlatine comme étant le résultat d'une acidité de la lymphe : l'école de Wurzbourg professe aujourd'hui une opinion analogue, en admettant que le caractère essentiel de cette maladie consiste en ce que les humeurs donnent lieu à une grande quantité de produits acides. Partant de cette hypothèse, le docteur Chœnlein a conçu l'idée de neutraliser les acidités, qui sont surtout en excès dans l'organe cutané, et de prévenir ainsi les répercussions toujours dangereuses dans cette maladie. Les essais qu'il a faits paraissent s'accorder avec ces idées théoriques. Il fit laver tout le corps d'un malade, atteint de scarlatine, avec une dissolution tiède de potasse caustique (une demi-once de cet alcali sur une livre d'eau (1), afin de neutraliser l'acide qui se développait sur la peau : il administra, en outre, des acides minéraux à l'intérieur, parce que ceux-ci détruisent les acides animaux (Proust) et empêchent leur formation ultérieure ; il paraîtrait que le succès a été complet.

_____

(1) Une demi-once de potasse dans une livre d'eau recommandée par ce docteur, nous paraît capable de causer des accidens très graves à la peau et même de la désorganiser.

SCROFULES.

Humeurs froides, Écrouelles.

Quoique cette maladie affecte principalement l'enfance depuis l'âge de trois jusqu'à sept ans, l'adolescence en est cependant quelquefois atteinte; elle se manifeste aussi, quoique très rarement, chez les adultes. Quelques auteurs prétendent que les vieillards n'en sont pas exempts. Cette maladie consiste dans un engorgement particulier des glandes lymphatiques, accompagné le plus ordinairement de tuméfaction, d'inflammation et de suppuration des glandes conglobées, principalement de celles du cou, avec gonflement et épaississement des ailes du nez et de la lèvre inférieure, suintement des oreilles, gonflement et irritation des bords des paupières. Le ventre est ballonné, le visage est communément vermeil. Les écrouelles peuvent être regardées comme une inflammation chronique et une dégénérescence tuberculeuse des ganglions sous-cutanés et des vaisseaux lymphatiques viscéraux ou sous-cutanés, qui se déclare d'abord dans un seul, et successivement dans plusieurs points de l'organisme. En général, les enfans disposés aux scrofules sont beaux, et d'une intelligence précoce.

La cause prochaine ou immédiate des scrofules est encore inconnue; ce que l'on sait de plus positif sur leur génération, c'est qu'elles se rencontrent le plus souvent chez les sujets d'un tempérament lymphatique, à chairs flasques, molles, etc., et qu'elles sont plus fréquentes chez les pauvres que chez les riches. Cette maladie reconnaît une diathèse particulière et qui est toujours héréditaire. Aussi a-t-on observé que les individus qui en étaient atteints, étaient nés de parens scrofuleux. Malgré cette disposition originelle, les enfans peuvent être préservés de cette funeste maladie , lorsque , dès leur bas-âge, on les soumet assez long-temps à un traitement dépuratif et des plus méthodiques. Si ce traitement ne réussissait pas complètement , au moins diminuerait-il certainement la malignité du principe scrofuleux. Cullen prétend que les scrofules n'attaquent pas tous les enfans d'une même famille, mais uniquement ceux qui ressemblent au père ou à la mère qui en est atteinte.

Nous ne partageons pas entièrement l'opinion de cet auteur ; car quoiqu'il soit vrai de dire que tous les enfans nés de parens scrofuleux ne le sont pas eux-mêmes ; nous dirons aussi que ceux qui sont exempts de scrofules , portent en eux un germe délétère qui en provient, et qui, tôt ou tard, ne manquera pas de causer des accidens plus ou moins graves ; suivant le régime et les habitudes qu'ils auront adoptés.

Cette maladie est endémique dans les lieux bas , froids et humides dans les contrées marécageuses, les vallées profondes , ainsi que dans tous les lieux privés de la lumière solaire et dans ceux où l'air est stagnant faute d'une libre circulation , comme dans les rues étroites , tortueuses , sales , mal éclairées , les prisons , hospices , etc. D'après ces faits, ne pourrait-on pas attribuer les maladies scrofuleuses dont sont plus fréquemment atteints les enfans entassés dans les hospices ; au mauvais régime, à l'air stagnant et à la privation de la lumière, peut-être à la malpropreté, et non à la contagion, car cette maladie n'est point contagieuse ?

Cette affection a reçu diverses dénominations , suivant qu'elle occupe les ganglions sous-cutanés , ceux du mésentère , les tissus pulmonaires, les os , etc. Nous renvoyons le lecteur aux ouvrages qui en ont traité *ex professo*.

Les scrofules ont toujours été regardées comme une maladie chronique. Elles se prolongent ordinairement pendant quatre ou cinq ans et même au-delà, et se terminent communément vers l'époque de la puberté. Cette terminaison n'est que la disparition des symptômes, car la cause subsiste toujours. Ce qui le prouve, c'est que la santé des scrofuleux est toujours mauvaise, et qu'ils donnent naissance à des enfans atteints également de scrofules, ou, comme nous l'avons dit, de quelqu'autre vice délétère.

L'on peut dire qu'en général les scrofules qui n'attaquent que les glandes lymphatiques extérieures, guérissent plus aisément et plus promptement que celles qui ont leur siége dans les cavités splanchniques, et qui sont suivies de la fièvre hectique et souvent de la mort. Cette maladie offre trois périodes fort distinctes.

Dans la *première*, engorgement des glandes lymphatiques extérieures; chez les enfans, autour du cou, au-dessous des oreilles, sous le menton, vers les angles de la mâchoire, aux aisselles, aux aines; dans l'âge adulte, à l'articulation du pied et du poignet, aux plis du jarret, du coude, etc. Ces tumeurs restent indolentes et incolores pendant un et même deux ans, après quoi elles éprouvent une sorte de révolution; le pouls est alors plus fréquent, la peau plus chaude et l'urine plus rare; à cette excitation passagère succède ordinairement l'atonie.

Dans la *deuxième période*, les tumeurs grossissent graduellement, la peau qui les recouvre prend une teinte bleuâtre ou d'un rose pâle, elles se ramollissent, deviennent fluctueuses, leur sommet blanchit et il s'y forme plusieurs ouvertures qui livrent passage à une matière purulente et à des concrétions blanchâtres qui ont quelque analogie avec le lait caillé. Ces ouvertures ou plaies se convertissent en ulcères qui se cicatrisent à des temps plus ou moins éloignés pour se rouvrir bientôt après, s'il n'en paraît pas d'autres à côté; enfin, ces ulcérations se succèdent jusqu'à ce que la glande soit tout-à-fait détruite ; à cette époque il se forme une cicatrice indélébile.

Dans la *troisième période*, le vice scrofuleux envahit les glandes de l'intérieur, telles que les pulmonaires, les mésentériques, ainsi que les muscles, les articulations et même les os, etc. Cet état de dégénération engendre fréquemment la phthisie tuberculeuse, le carreau ; d'autres fois la carie, les ankiloses, les exostoses, les gibbosités, etc.

Traitement des Scrofules.

Cette médication offre de telles difficultés que dans les temps reculés on a cru qu'on ne pouvait parvenir à la guérison que par des moyens surnaturels. Ainsi, Saint-Thomas-d'Aquin dit que Clovis et ses successeurs reçurent du ciel la prérogative de guérir les écrouelleux, à leur sacre, en les touchant et prononçant ces mots : *Le Roi te touche, Dieu te guérisse*. Quelques historiens assurent que ce don fut accordé aux rois de France, en 558, par l'intercession de saint Marcoul. Guilbert, Dupleix, etc., attestent que les rois Robert, Philippe Ier, Louis-le-Gros, Saint-Louis, Philippe-de-Valois, Charles VIII et IX, François Ier, Henri III, etc., guérissaient les scrofuleux. Henri IV, qui n'avait pas sans doute la même croyance, parodiait cette cérémonie à la bataille de Coutras; car, à chaque coup d'épée qu'il allongeait à MM. de la ligue, il s'écriait joyeusement: *le Roi te touche, Dieu te guérisse*. Les rois d'Angleterre ont prétendu posséder cette même prérogative qui leur aurait été transmise par Guillaume-le-Conquérant. L'on sait aussi que d'autres monarques disent avoir reçu du ciel le pouvoir de guérir d'autres maladies. Ainsi, les rois d'Espagne jouissaient du don de chasser les démons et de guérir les possédés; ceux de Hongrie, guérissaient la jaunisse; ceux de Bourgogne, la peste, etc. Laissons de côté ces prétendus moyens surnaturels pour nous occuper de ceux que nous offre l'art de guérir.

M. le docteur Pougens a publié une série de médicamens qui ont été préconisés contre les scrofules. Dans la première période, il recommande les émétiques, les purgatifs doux, les apéritifs, les dépuratifs, les fondans et les résolutifs.

On a conseillé aussi *le savon ammoniacal de Lalouette, les pilules de Grateloup, celles de Faure, de M. Mareschal, de Rougères, les préparations d'or, les mercuriaux, la ciguë, le quinquina, le sirop de Bellet, les antimoniaux, les fleurs de zinc,* l'éponge calcinée, à la dose de 15 à 30 grains deux fois par jour pour les adultes, et à celle de 5 à 10 grains pour les enfans. Les bons effets qu'on a obtenus du charbon d'éponge doivent être attribués à l'hydriodate de potasse qu'il contient; il paraît même que c'est la connaissance de ce fait qui a conduit M. le docteur Lugol à faire, à l'hôpital Saint-Louis, l'application de l'iode et de ses préparations au traitement des maladies scrofuleuses.

Lorsque cette maladie est parvenue à sa seconde période, quelques praticiens recommandent les anti-septiques combinés avec les toniques, les anti-scorbutiques, le quinquina, les acides minéraux, l'eau de goudron, les dépurans les plus énergiques, le sirop et le vin anti - scorbutiques, etc. Quant au traitement externe, on a recommandé les vésicatoires, le *liniment imité de Roncalli,* celui de *Huffeland,* les cataplasmes émolliens, calmans et résolutifs, les frictions mercurielles sur les bras, sur les glandes maxillaires ou jugulaires, sur les extrémités inférieures, si les glandes inguinales sont engorgées, etc. Nous rejetons, dans notre pratique, l'usage du mercure, par cela même qu'il peut produire des accidens plus graves que le mal contre lequel on l'emploie. Notre opinion, à cet égard, est fondée sur un grand nombre de faits dont nous avons été témoins. Le danger des préparations mercurielles est aujourd'hui tellement reconnu, que tous les vendeurs de remèdes secrets débutent toujours par annoncer qu'il n'entre point de mercure dans leurs compositions.

M. le docteur Lugol, qui a fait l'application de l'iode aux maladies scrofuleuses, a proposé plusieurs préparations qui ont été publiées par M. Julia de Fontenelle, dans le tom. V du *Journal de Chimie médicale*. Ce traitement externe, combiné avec l'usage, à l'intérieur, d'un dépuratif tel que le Régénérateur du sang, peut être d'un grand secours dans cette cruelle maladie. Nous croyons être agréable à nos lecteurs en publiant ici les formules de M. Lugol, et avertissant toutefois que les doses d'iode sont plus ou moins fortes suivant l'activité qu'on veut donner à ces préparations. Le temps nous fera connaître si elles seules ont la propriété de détruire la cause de cette cruelle maladie.

Solution iodurée pour l'extérieur.

	No 1.	N° 2.	N° 3.
Iode.	2 grains.	3	4
Eau distillée.	16 onces.	16	16

On frotte les tumeurs avec cette solution.

Pommade iodurée.

	N° 1.	N° 2.	N° 3.
Iode.	1 gros	1 scrupule	12 grains
Iodure de potassium.	1 gros	2 scrup.	24 grains
Axonge.	8 onces	8 onces	8 onces

Pommade d'iodure de soufre.

Iodure de soufre. 5
Axonge 96

Pommade de proto-iodure de mercure.

	N° 1.	N° 2.
Proto-iodure de mercure.	24 grains	36
Axonge	1 once	1 once

Pommade de deuto-iodure de mercure.

	N° 1.	N° 2.
Deuto-iodure de mercure.	12 grains	18 grains
Axonge . . . -	1 once	1 once

Ces pommades sont employées en frictions sur les tumeurs, ainsi que pour panser les ulcères scrofuleux.

La troisième période, ou mieux, complication ou dégénérescence de la maladie, doit être combattue suivant l'affection morbifique qu'elle a produite, ou à qui elle se lie, mais dans toutes les périodes, notre sirop régénérateur du sang, qui est un composé d'amers (1), exerce la plus salutaire influence. Nous en secondons ordinairement les effets par une tisane de houblon ou de gentiane, et par un purgatif pris tous les quinze jours. Nous avons quelquefois employé à l'extérieur la pulpe des racines d'aunée et de patience. Cependant nous devons dire avec franchise, que nous n'avons pas toujours réussi dans le traitement de cette funeste maladie.

Hygiène des personnes atteintes de scrofules, ou prédisposées à cette affection.

D'après l'exposition des causes occasionnelles de cette

---

(1) Comme en médecine il ne doit point y avoir de secrets, nous avons toujours eu soin de publier la composition du Régénérateur du sang dans toutes les éditions de notre *Traité sur les Dartres et sur les maladies humorales*, notamment dans la sixième et dernière, page 196. Cette composition a été reconnue exacte par l'Académie royale de médecine, qui en a fait l'examen d'après l'invitation de S. Exc. le ministre de l'intérieur.

maladie, il est bien évident qu'on peut et que l'on doit s'opposer à l'effet de quelques-unes en y remédiant. Ainsi l'on doit conseiller le séjour dans les lieux bien exposés à la lumière solaire et où l'air circule librement, et surtout celui de la campagne et des localités élevées ; éviter les endroits marécageux, les lieux bas et humides ; l'habitation des rues étroites et des maisons renfermant une grande quantité de personnes. Le régime doit être fortifiant et tonique ; on doit s'abstenir des débilitans et de tout ce qui peut affecter vivement l'âme ; il convient toujours d'exciter la transpiration cutanée, de faire un exercice modéré, de se livrer à des amusemens gymnastiques, de ne point s'exposer au grand froid ni à l'humidité ; et de se tenir très proprement. Les bains tièdes, particulièrement ceux de mer, les frictions sur la peau, le bon vin, sont des moyens qu'on ne doit pas négliger. Les bouillies, les farineux, la charcuterie, les viandes salées ou fumées, les fruits verts et autres crudités, doivent être interdits.

Dans la première période de la maladie, le régime doit être animal ; dans la seconde, il doit être, au contraire, végétal. On doit même choisir les végétaux doux et rafraîchissans, comme les courges, les carottes, les épinards, l'oseille, les salsifis, etc. ; et si l'on fait usage de viandes, on doit préférer la volaille, le veau ou l'agneau à toute autre. C'est dans cette seule période que le laitage peut être permis.

Nous ne nous étendrons point davantage sur ce sujet, ne voulant donner qu'une esquisse de cette maladie.

TROISIÈME PARTIE.

AGE VIRIL OU ADULTE.

La virilité ou âge viril, est cette époque de la vie à laquelle le corps a acquis toute sa perfection physique, si aucune influence funeste ne s'est opposée à son développement complet. L'*âge adulte* de l'homme s'étend depuis la vingt-cinquième jusqu'à la cinquantième année de sa vie, et, pour les femmes, depuis la vingt-unième jusqu'à la quarante-cinquième; chez quelques sujets, et dans les climats chauds, il commence plus tôt, tandis que dans d'autres il est plus retardé. Parvenu à cette troisième période de la vie, notre corps semble éprouver une nouvelle révolution. En effet, jusqu'à cet âge, l'homme, en général, n'a fait que jouir des douceurs de la vie; doué d'une belle santé, insouciant sur l'avenir, satisfait du présent, courant de plaisirs en plaisirs, n'ayant que des chagrins passagers qui n'influent en rien sur son moral, entraîné par un attrait irrésistible vers le sexe aimable qui embellit notre vie, avide de jouir des plaisirs de l'amour et de tout ce qui peut flatter ses sens, en proie à toutes les futilités du jour, doué d'une imagination ardente et courant après tous les genres d'illustrations, sans autre ambition que celle de la gloire; doux et colère, passionné pour la danse, la chasse, l'équitation, les armes, les spectacles, la toilette, etc.; tour à tour studieux et dissipé, timide et courageux, indolent et infatigable, humble et fier, d'une générosité qui se rapproche de la prodigalité, capable d'affronter sans réflexion les plus

grands périls , tel est, en abrégé, le portrait de l'adolescent;
mais à peine est-il entré dans la virilité que la scène change;
la carrière de l'ambition s'ouvre devant lui, et dès lors
toutes les douces illusions et les brillans prestiges de la jeunesse s'évanouissent. Le passé ni le présent ne sont rien
pour lui; c'est l'avenir qu'il contemple. Déjà père de famille, il se voit revivre dans ses enfans, et dès lors il s'at-
tache à leur assurer un heureux sort. C'est à dater de cette
époque que les travaux de sa profession, les chagrins domestiques, l'éducation de ses enfans, le désir bien naturel
d'arriver bientôt à la fortune, font souvent naître en lui
cette soif de l'or qui le tourmente et devient quelquefois
l'unique mobile de ses actions. Chez d'autres; aux plaisirs
de l'adolescence succèdent les passions les plus effrénées
pour les femmes, le jeu, la débauche, etc.; rien ne leur
coûte pour les satisfaire, ils leur sacrifient même l'honneur.
Il en est enfin quelques-uns qui, vivant au sein du célibat,
se croient toujours dans leur adolescence et en affectent toutes
les manières, quand ils n'en conservent, en général, que les
ridicules sans en avoir les agrémens. Ceux-ci sont, pour la plupart, égoïstes; leur cœur est sec et peu susceptible d'actions
généreuses; ils semblent ne vivre que pour eux. A travers
ce déluge de passions qui entraînent l'homme, il est aisé
de voir qu'il doit subir la loi de celles qui sont plus particulièrement sous l'influence du tempérament dominant.
Ainsi l'homme sanguin sera bouillant; l'homme bilieux,
emporté; celui chez lequel le système lymphatique prédomine sera apathique; celui qui est nerveux, très ir-
ritable, etc. C'est sous l'influence des tempéramens que se
développent, en général, à cet âge, les affections morbifiques. Il est en effet bien démontré qu'à cette période de
la vie, un très grand nombre d'affections physiques reconnaissent pour cause des affections morales.

Les chagrins violens, outre les maladies qu'ils occasionnent chez l'homme et la femme, abrègent la durée de la vie et amènent une vieillesse anticipée. Sous l'inffuence des chagrins, la gaîté s'évanouit pour faire place à la tristesse ; l'embonpoint disparaît ; les rides sillonnent la figure ; les yeux deviennent ternes, les cheveux blanchissent et tombent, enfin, l'hiver de la vie accourt à pas de géant.

Il est cependant bien démontré qu'on peut modifier ou activer l'influence des tempéramens. Ainsi, les chagrins violens, l'abus du coït, les veilles immodérées, les travaux de cabinet, les liqueurs fortes, etc., irritent le système nerveux, tandis que l'air pur, la tranquillité d'esprit, les alimens doux, la privation des spiritueux, les bains, etc., peuvent non-seulement en modérer, mais en paralyser même entièrement les effets. Il est bien évident que l'âge adulte exige des soins hygiéniques particuliers et relatifs au tempérament de chaque sujet : car si les excitans conviennent en général aux lymphatiques, ils sont, au contraire, très nuisibles aux sanguins, aux nerveux, etc. D'après ce que nous venons d'exposer, l'étude des tempéramens est une des plus essentielles de la science : c'est cette étude qui va fixer notre attention.

Des tempéramens divers et des moyens propres à les reconnaître.

Il existe entre les hommes une différence remarquable dans les rapports et les proportions des parties qui constituent le corps ; les unes sont plus volumineuses, plus actives que les autres, et prédominent sur elles. C'est précisément à cette prédominance d'organes que se rapporte la variation des constitutions de l'homme dans l'état de santé. On donne le nom de tempérament à la prédominance d'action d'un appareil où d'un système d'organes sur tous les autres, dont les modifications et les influences ne sont pas incompatibles avec la conservation de la vie et de la santé.

Nous nous abstiendrons de rechercher les diverses classifications des tempéramens qui ont paru jusqu'à ce jour : nous dirons seulement que les anciens reconnaissaient une foule de tempéramens, tels que le vital, le chaud, le froid, le tempéré, l'humide, le sec, le bilieux, le sanguin, le phlegmatique, l'atrabilaire : le tempéré était celui qui, à leurs yeux, devait procurer une santé absolument parfaite. Ces abstractions se réfutent d'elles-mêmes sans que nous ayons besoin d'entrer dans des explications. Le peu de connaissances anatomiques et physiologiques de l'époque suffisent pour expliquer le vague dans lequel les anciens avaient marché, et ne doivent pas du tout nous surprendre. Aujourd'hui on distingue cinq espèces de tempéramens, qui sont : 1° le sanguin; 2° le bilieux; 3° le nerveux; 4° le musculaire; 5° le lymphatique : il en existe un sixième qui, d'après quelques médecins, consiste dans la prédominance de l'appareil génital, duquel nous donnerons une idée à la fin des autres tempéramens.

Du tempérament sanguin.

Ce tempérament est caractérisé par la prédominance de l'appareil circulatoire et respiratoire sur les autres systèmes d'organes. Afin de bien saisir tout ce qu'on doit entendre par tempérament sanguin, nous dirons que les fonctions de la respiration et de la circulation sont intimement liées l'une à l'autre; ainsi les poumons, le cœur, les artères et les veines sont les organes propres à cette constitution. Boerhaave reconnaissait ce tempérament à l'abondance et à l'élasticité des chairs, à la saillie des veines, à la teinte rosée de la peau, à l'irascibilité et à une grande mobilité de corps et d'esprit. A ces caractères on a ajouté une respiration grande, la poitrine large et le cœur volumineux, la taille avantageuse, les yeux vifs, l'appétit médiocre, toutes les fonctions s'exerçant avec facilité et rapidité. Cette constitution donne aux sujets qui en sont doués un sentiment de force et de satisfaction, et les prédispose aux maladies du système circulatoire, ainsi qu'à toutes les inflammations. M. le docteur Broussais dit que ce tempérament peut exister sans coloris à la face, avec un cœur petit, un pouls médiocre et des veines peu volumineuses. Quoiqu'il en soit, les personnes qui jouissent de ce tempérament ont la tête bien développée, une grande mémoire, beaucoup d'imagination et de réflexion, et le caractère gai; ils sont pourvus de tous les sentimens généreux, ont les passions vives, et sont sensibles aux reproches. Celui qui réunit à ce tempérament la constitution gastrique, possède au plus haut degré l'énergie vitale, puisque c'est dans le tempérament gastro-sanguin que se trouvent réunies les principales fonctions de la vie, l'assimilation et l'hématose; tous les organes paraissent ici être animés d'une force supérieure; les yeux, les cheveux et la peau présentent une teinte brune, plus ou moins foncée.

Du tempérament bilieux.

C'est par la prédominance de l'appareil sécréteur de la bile sur les autres organes que ce tempérament est caractérisé; ainsi l'action du foie et du duodénum l'emporte sur celle de tous les autres viscères. La peau, chez les personnes affectées de cette constitution, est recouverte de poils noirs et rudes au toucher; l'intelligence et la sensibilité sont précoces, les désirs, de même que toutes les sensations, sont d'une

11

vivacité extrême et souvent bizarres ; les mouvemens brusques et forts ; les impressions sont plus profondément gravées que dans le tempérament précédent ; les affections sont ardentes , mais peu durables , la volonté est ferme, le pouls est dur et régulier , la poitrine est large , la circulation sanguine est forte et fréquente ; l'appétit est bon , les alimens et les boissons stimulantes sont. recherchés avec avidité , les digestions sont faciles , et les matières fécales brunes et dures ; l'urine est rare et colorée ; la peau est sèche et jaunâtre ; l'état du corps se rapproche le plus souvent de la maigreur ; l'action des organes génitaux est remarquable par son activité ; le sommeil est court et léger. Les bilieux ont une tendance à ne s'occuper que d'idées fixes , qui dégénèrent quelquefois en monomanie. Leur imagination est d'une susceptibilité extrême pour tout ce qui peut léser leurs intérêts et heurter de front leurs passions favorites : aussi sont-ils souvent vindicatifs, colères , jaloux et méfians ; l'égoïsme est leur passion dominante ; ils exagèrent toujours les maux qu'ils éprouvent.

Bordeu a remarqué qu'à l'ouverture des cadavres appartenant à cette constitution , le foie était d'une grosseur énorme, et la vésicule biliaire très étendue. Ce développement est d'autant plus sensible , que l'individu se livre plus fréquemment aux plaisirs de la table et de l'amour ; la solitude , le chagrin , une température chaude et humide, le travail du cabinet , contribuent beaucoup au développement de cette constitution.

Il est facile de déterminer les maladies auxquelles ce tempérament est sujet. Ainsi l'estomac , le foie et le duodénum sont les organes affectés en première ligne , et les phénomènes propres à faire reconnaître ces diverses maladies , sont précisément ceux qui caractérisent la constitution bilieuse. A la couleur plus ou moins jaune de la peau, à l'a-

hiertume de la bouche, à la douleur de l'épigastre , à la
difficulté que les alimens éprouvent à être élaborés , au dégoût pour la viande, à la céphalgie et à une lassitude dans
tous les membres, qui ne reconnaît pas les symptômes d'un
embarras gastrique bilieux ou d'une gastro-hépatite. C'est
dans cette constitution que se rencontrent les hommes doués
des plus grandes vertus ou des plus grands vices ; ainsi que
les véritables philantropes, les ambitieux de tout genre.
Nous avons dit plus haut qu'une température chaude et
humide favorisait singulièrement le développement de cette
constitution, c'est pour cela aussi que dans les régions chaudes, l'histoire nous montre des hommes livrés à des penchans où les entraîne une imagination effrénée.

Du tempérament nerveux.

C'est dans ce tempérament que domine l'appareil nerveux,
qui lui donne une susceptibilité extrême ; et ce serait à tort
que l'on attacherait au mot nerveux , comme le fait le vulgaire, l'idée de la force et de la vigueur. Le crâne est large
et l'encéphale proportionné à l'étendue de la boite osseuse.
Le corps des personnes douées de ce tempérament est dé-
pourvu de poils, les plus légères odeurs leur causent parfois des convulsions et des accidens graves ; leur peau est
douce, leurs mouvemens sont prompts, leurs sensations
vives, et ils ont une disposition particulière aux travaux de
l'esprit; les idées se succèdent avec rapidité et sans réflexion;
la répartie est vive dans les discussions ; le système musculaire est très peu développé, et les formes peu saillantes,
maigres et élancées ; la vivacité des yeux est remarquable ;
les actions qui frappent fortement l'imagination sont recher-
chées avec avidité; le désir d'apprendre, de posséder, de
voir des choses nouvelles ou rares leur est particulier ; leur

digestion est souvent interrompue, il en est de même de leur sommeil.

Les maladies du cerveau et du rachis sont propres à cette constitution, et caractérisées par les phénomènes de prostration ou d'excitation, appelés ataxiques ou adynamiques par *Pinel.* On rencontre plus particulièrement ce tempérament chez les femmes, dans les pays froids et humides, et chez les sujets qui ont beaucoup souffert de l'humidité, ou abusé de l'usage des liqueurs fortes et du coït.

Le traitement des névralgies a été très souvent livré à l'empirisme; on a remarqué qu'elles résistaient presque toujours à la saignée générale ou locale; tandis qu'elles cédaient plus facilement sous l'influence des révulsifs et des narcotiques.

Il ne faudrait pas prendre à la lettre, de même que pour les autres tempéramens, la description que nous venons de donner du tempérament nerveux, car il existe un grand nombre de personnes ayant le crâne et par conséquent le cerveau rétréci, et qui ne manquent pas cependant d'être très impressionnables. Il existe toujours dans les diverses constitutions une nuance plus ou moins forte d'une autre constitution, ce qui rend très difficile la classification de certaines personnes, à moins de les placer dans les tempéramens mixtes, et c'est ce que l'on fait.

Du tempérament musculaire.

Hallé a donné au tempérament musculaire le nom d'athlétique, parce que le système musculaire prédomine sur tous les autres. Cette disposition est généralement due à l'influence des causes ou circonstances particulières au sujet, car cet état n'est absolument qu'une modification du tempérament sanguin. Le développement du squelette est remarquable par les grandes surfaces qu'il présente aux attaches musculaires; la largeur du cou, des épaules et de la poitrine ne se rencontre que dans cette constitution, ainsi que la saillie des lombes; le plus léger mouvement suffit pour dessiner la forme des muscles. En général, les hommes qui appartiennent à cette constitution sont d'une petite stature et ramassés ; les fonctions de la respiration et de la circulation s'y font avec la plus grande activité. Leur peau est basanée, dure et recouverte de poils ; ils réfléchissent peu, mais ils agissent beaucoup ; ils sont peu portés aux travaux intellectuels et aux plaisirs de l'amour. Tout ce qui les entoure leur semble fait pour être sous leur domination, tant au physique qu'au moral ; la force dont ils se sentent animés leur tient lieu de science ; aussi les hommes les plus robustes sont en général ceux qui ont le moins d'esprit : doués de peu de sensibilité et d'excitabilité, le fond de leur caractère consiste dans l'incrédulité et l'irréflexion. On cite pour preuve *Milon de Crotone* qui, devenu vieux, voulut rompre le tronc fendu d'un gros arbre ; ses forces le trahirent, la fente se referma et lui saisit les mains sans qu'il pût les arracher : il devint, dans cet état, la proie des bêtes sauvages.

L'appétit, chez les athlétiques, est considérable et la digestion facile, et se rapproche beaucoup de celle du tempérament bilieux ; leur peu de sensibilité leur permet de faire impunément quelques excès qui, chez d'autres, pourraient causer la mort.

Les maladies sont plus à craindre chez les sujets d'un tempérament musculaire que dans les autres constitutions ; l'abstinence surtout les affaiblit d'une manière effrayante. Les accidens auxquels ils sont le plus exposés sont les plaies, les éraillemens, l'hypertrophie, l'inflammation, l'induration, la rétraction, le ramollissement, les dégénérescences de

tous les genres, les hydatides, l'atonie, le tremblement, la
paralysie, etc. Les moyens d'arrêter les symptômes maladifs qui peuvent survenir dans cette constitution sont faciles à
saisir; il faut habituer le sujet à ne s'occuper que des travaux
d'esprit, lui interdire l'usage des boissons alcooliques, et
lui conseiller les alimens végétaux et même les plaisirs de
l'amour.

Il en est de ce tempérament comme de tous les autres; le
moyen propre à obvier aux dangers auxquels il expose,
par la prédominance d'un appareil d'organes, c'est d'éviter
les causes qui pourraient favoriser le développement du
système de prédilection pour exercer celui qui est le plus
faible.

Du tempérament lymphatique.

Les physiologistes ne sont pas encore du même avis sur la
nature du système d'organes affectés dans ce tempérament,
les uns veulent qu'il soit dû à la prédominance du système
lymphatique, et les autres à l'abondance du tissu cellulaire
qui donne aux membres et au corps une apparence trom-
peuse de développement; de plus, le volume des glandes
lymphatiques n'est augmenté que par l'interposition du
tissu cellulaire; la tête est ordinairement volumineuse, surtout en arrière; les cheveux blonds ou châtains, le visage
tuméfié, la peau glabre-blanche et peu colorée, les lèvres
rosées, les yeux bleus, la pupille dilatée, la lèvre supérieure épaisse, les ailes du nez gonflées, luisantes et douloureuses; un embonpoint souvent difforme; les chairs sont
flasques, le ventre saillant et l'esprit précoce; le pouls est
lent, la respiration gênée, les digestions laborieuses; les
sujets lymphatiques ont un goût prématuré pour le coït,
mais sont peu propres à remplir le vœu de la nature.

La menstruation s'établit avec une grande difficulté, et est toujours irrégulière dans sa marche ; les facultés des sujets lymphatiques sont peu énergiques ; ils n'ont pas de grandes dispositions pour les arts et les sciences ; leur intelligence est peu développée ; ils se résignent volontiers à vivre dans la médiocrité ; ce n'est qu'en les écorchant qu'on parvient à les chatouiller, a dit fort élégamment un auteur célèbre. Ils sont bons et d'un commerce paisible ; ils ne sont pas tout-à-fait insensibles à la gloire, mais incapables de rien faire pour surmonter le dégoût du travail nécessaire pour l'acquérir. Toujours calmes dans les discussions, les sentimens élevés, vils on généreux leur sont étrangers ; ils vivent heureux, dit Rostan, si c'est l'être que de vivre sans sentir.

Les personnes douées de cette constitution sont sujettes aux affections scrofuleuses, caractérisées par la tuméfaction des glandes lymphatiques, des ulcères qui fournissent un pus sanieux, floconneux, se ferment et se rouvrent tour à tour ; le rachitisme, les luxations spontanées, la phthisie, le spina ventosa, la carie, la consomption abdominale, les tumeurs anormales sans chaleur ni douleur, sont autant d'affections qui se rencontrent plus particulièrement chez les lymphatiques.

Les moyens de remédier à cet état de relâchement général des parties, consistent dans l'exposition aux rayons du soleil, l'air de la campagne, l'usage du café, des liqueurs fortes et des alimens très nourrissans, dans les distractions, les bals, les spectacles ; il convient de se livrer à un exercice proportionné à ses forces pour favoriser le développement des membres ; en un mot, de faire tout le contraire de ce que nous avons dit pour remédier aux accidens produits par les tempéramens sanguins et musculaires.

Du tempérament où domine l'appareil génital.

On serait porté à croire, au premier abord, que le développement du membre viril chez l'homme, et les parties génitales externes chez la femme, sont les organes indispensables à l'existence de cette constitution ; mais tels ne sont pas les signes à l'aide desquels la nature nous a fait connaître les caractères où domine l'appareil génital. Le volume (dans l'état de santé) des organes sécréteurs du sperme chez l'homme, et le développement des mamelles chez la femme, (développement qui indique approximativement la grosseur de l'utérus), servent à faire reconnaître le tempérament dont il est ici question ; toutefois, ces caractères chez l'homme, de même que chez la femme, ne sont pas exempts d'exceptions ; car il n'est pas rare de voir des individus chez qui les organes dont nous venons de parler sont à peine apparens, et qui ne laissent pas néanmoins que d'être fortement portés aux plaisirs de l'amour. Les signes qui sont propres aux hommes doués de ce tempérament sont les suivans : taille moyenne, peau brune, unie et recouverte de poils noirs ou bruns ; yeux vifs et brillans ; voix forte ; embonpoint médiocre ; leur sang est riche et fibreux ; la circulation et la respiration s'exécutent avec la plus grande activité ; leur imagination est vive et leurs passions sont ardentes ; leur volonté ferme ; ils sont susceptibles d'un grand développement de forces physiques et morales ; les fosses occipitales inférieures sont très développées ainsi que le cervelet qui exerce une action directe, généralement reconnue, sur les organes de la génération. Ce que nous venons de dire s'applique à l'homme dans l'état de santé, mais il n'en est pas de même s'il a abusé de ses facultés génératrices ; alors se présentent en foule des phénomènes qui ne sont pas moins importans à connaître ; la peau est décolorée, les membres ont perdu leur embonpoint; les yeux sont, de tous les organes, ceux qui ont éprouvé le changement le plus remarquable ; ils sont ternes et la pupille fortement dilatée ; il existe un affaissement considérable de la circonférence de l'orbite ; le cerveau n'exerce que faiblement ses fonctions, les facultés intellectuelles sont presqu'anéanties et les digestions sont laborieuses.

Dans la femme, avons-nous dit, le développement des mamelles est ordinairement en rapport avec le volume et la prédominance de l'utérus, mais on doit considérer le volume des mamelles, abstraction faite de celui des autres parties, sans cela on serait inévitablement induit en erreur. Les phénomènes que présente la femme douée de la constitution utérine sont d'avoir les mamelles hautes, volumineuses et fermes; des muscles très prononcés et enveloppés d'une très petite quantité de tissu cellulaire; le système pileux très fourni et noir; les yeux grands, vifs et brillans, animés d'une expression amoureuse, plus facile à reconnaître sans l'avoir jamais vue que de la décrire après l'avoir observée ; la physionomie est expressive et très mobile; les hanches arrondies et le bassin très large ; les cuisses volumineuses et la taille svelte ; la bouche est grande et les lèvres épaisses, rouges. La femme éprouve les mêmes accidens que l'homme, à la suite de l'abus des facultés génératrices : ses yeux sont plus le miroir de l'âme que ceux de l'homme : les paupières sont affaissées par l'excès des plaisirs; le blanc des yeux se voit à peine; ils sont, comme on dit vulgairement, mourans, et l'incarnat des joues a disparu, souvent pour toujours (1).

(1) La prédominance de l'appareil génital peut quelquefois être portée assez loin pour amener la *nymphomanie* chez la femme et le satyriasis chez l'homme. Ce serait nous écarter du but que nous nous sommes proposé que de décrire ces diverses maladies.

Hygiène des adultes.

Les soins hygiéniques que réclament les adultes sont, les uns généraux, et les autres relatifs aux tempéramens; ils se rattachent en partie à l'hygiène des adultes et des adolescens. Ainsi, les lieux malsains, comme les hospices, les prisons, un sol bas et humide, les rues étroites où l'air circule difficilement, celles où le soleil pénètre rarement, les contrées marécageuses et tout ce qui peut être considéré comme cause d'insalubrité, sont, pour les adultes de même que pour les autres âges, des causes de dégénérescence et de mortalité. Les mauvais alimens, la malpropreté, les passions vives, les veilles, les fatigues, l'abus du coït et des plaisirs, les grands froids et les grandes chaleurs, etc., etc., sont également autant de sujets qui abrégent la durée de la vie. Une nourriture végétale et douce, un air pur, une grande tranquillité d'esprit, une honnête aisance, les plaisirs modérés, le séjour de la campagne, la privation ou au moins l'usage modéré des liqueurs fortes, etc., sont des moyens de longévité. Nous croyons ne pouvoir mieux faire que de rapporter ici l'article suivant, qu'a publié à ce sujet M. S. dans l'*Économiste*.

Beaucoup de médecins trouvent la source de nos maladies dans la diversité de nos alimens; c'est au moins une exagération, car, si nous en croyons notre savant *Virey*, le plus grand nombre des maladies bien connues existaient dans les temps anciens, où cependant on vivait d'une toute autre manière que du nôtre; ainsi, chez les Romains, l'eau-de-vie, le café, le chocolat, le thé, le sucre et les épices, dont nous sommes aujourd'hui si prodigues, étaient inconnus; on n'usait point encore de la pomme de terre, du sagou, des fécules, ni de nos haricots; on ne connaissait ni les oranges, ni beaucoup de nos légumes. A la vérité, on

savourait avec délice des herbes telles que la rue, le fenu-
grec, et des gommes résines dont la fétidité révolterait la
délicatesse de notre goût. On recherchait alors des viandes
et la chair de poissons qui sont maintenant regardés comme
immondes, et notre plume se refuse à signaler la nature de
certains mets qui figuraient dans les repas somptueux de ces
temps, que l'on nous donne trop souvent pour modèle.
Ajoutez que ces goûts, si entièrement opposés aux nôtres,
n'étaient pas seulement ceux des Cincinnatus et des Fabri-
cius, mais qu'ils se conservèrent pendant les plus belles années de l'empire, époque à laquelle le luxe des tables et la
sensualité furent poussés au plus haut point.

. Nous ne chercherons point à expliquer cette différence
par la moins grande susceptibilité nerveuse des anciens, qui
vivaient, plus que nous, exposés à l'action des corps extérieurs; que ne peut-on point imaginer à ce sujet! Mais ce
qui paraît plus certain, c'est que cette façon de vivre était
en harmonie avec la rudesse héroïque de ces temps, et que
l'on a pu calculer la décadence de ces peuples par les amé-
liorations ou raffinemens apportés dans leur manière de
vivre. Ainsi, d'abord nourris de viandes grossières, grillées
et peu cuites, ils avaient une âpreté de caractère et une force
musculaire qui les rendaient non moins courageux que sauvages; ils étaient pléthoriques, et, le plus souvent, gorgés
de pâtes non fermentées; le remède commun était de procurer des vomissemens par l'usage outré de l'eau chaude.
Mais à mesure qu'ils ont amassé des richesses, fruits de leurs
excursions belliqueuses, les relations continuelles avec les
peuples de l'Asie ont dû leur donner de nouveaux usages;
et si l'on tient compte de l'établissement du christianisme,
qui prescrit les jeûnes et l'observance des jours maigres, on
s'étonnera moins de voir s'adoucir des mœurs farouches par
l'emploi fréquent d'alimens doux, humides, froids et de

nature végétale; ce qui, nous devons le dire, n'a pu qu'affaiblir en même temps une vigueur jusqu'alors invincible.
Ce n'est pas l'usage habituel des soupes, des bouillies, des
gelées, des fécules dont on abuse encore de nos jours en
Allemagne, en Suisse... ou l'emploi immodéré de la bière
et du thé dont on se gorge en Hollande et en Angleterre, qui donnent la force et l'agilité; il ne s'ensuit qu'un
empâtement général auquel contribue l'inaction musculaire, surtout si, comme on le voit chez ces peuples riches,
on se livre au repos par goût ou par oisiveté. C'est au contraire par le mouvement, par le besoin de vaincre des ré-
sistances, et par une nourriture légère, succulente, entre-
mêlée de végétaux et mouillée de liquides froids, faiblement spiritueux, que l'on gagne ou que l'on conserve une
grande énergie vitale. Ce mélange d'alimens divers, que
rend plus valable un exercice modéré, donne des goûts
moins exclusifs; le sang est moins lourd, l'esprit plus saillant et moins triste : tel est l'heureux habitant des régions
tempérées.

Cependant, et quel que soit le pays où l'on se trouve, il
est un choix à faire entre les substances nutritives par rapport au tempérament.

Ainsi, les alimens stimulans conviennent beaucoup plus
aux lymphatiques qu'aux tempéramens sanguins, bilieux,
musculaires et nerveux, et les sanguins et les nerveux exigent une nourriture végétale très douce; les derniers doivent
s'abstenir des échauffans, des crudités, des spiritueux; il en
est de même de ceux où l'appareil génital prédomine. Ceux-
ci doivent recourir aux rafraîchissans, aux boissons acidulées, aux bains; ils doivent éviter surtout ce qui peut exal-
ter leur imagination, trop prompte à s'enflammer. Les
tempéramens sanguins et musculaires doivent s'abstenir de
grosse viande et donner la préférence aux alimens moins

riches en principes nutritifs. Enfin l'on peut dire que dans l'état normal chaque tempérament réclame une nourriture particulière et plus en harmonie avec nos organes. A cet exposé, nous allons ajouter un mot sur l'hygiène des convalescens.

Hygiène et régime des convalescens.

Il est aisé de comprendre que le régime des convalescens doit nécessairement différer de celui des sujets bien portans ; aussi nous empressons-nous de consigner ici quelques données émises par M. Dubouchet.

Le plus souvent, dit ce docteur, les moyens hygiéniques suffisent pour que le convalescent recouvre entièrement sa vigueur primitive : ces moyens comprennent tous les agens avec lesquels nous sommes en rapport. L'atmosphère qui entoure le convalescent sera pure, sèche et d'une température de 15 à 16 degrés Réaumur, au-dessus de zéro. Le printemps et l'été sont les saisons les plus favorables à la marche rapide de la convalescence, comme à la terminaison des maladies, puisqu'à ces époques propices tout est vivifié dans la nature, les êtres animés reprennent leur énergie sous la bienfaisante influence de la lumière et de la chaleur solaire. Aussi, dans ces temps de l'année, les forces reviennent-elles avec promptitude chez les convalescens, qui se sentent en quelque sorte renaître, et jouissent du bonheur de se trouver rendus à une nouvelle vie. Vers la fin de l'automne et en hiver, au contraire, on voit souvent se prolonger la convalescence à cause du froid, des pluies, des vents impétueux, de l'humidité continuelle et des fréquentes variations de l'atmosphère. Très sensible au froid, le convalescent est obligé de garder la chambre, et ne peut se livrer sans danger à l'exercice toujours si salutaire quand il est pris en plein air. Le convalescent, dans ces deux saisons, doit choisir un appartement exposé au midi, et dont on puisse renouveler l'air avec facilité après l'avoir suffisament échauffé, c'est-à-dire avoir élevé, à l'aide du feu, sa température jusqu'à 14 degrés environ, et il ne sortira de sa chambre que par un temps favorable, lorsque le soleil sera levé, et qu'il n'aura point à craindre les funestes effets de l'humidité. Les vêtemens du convalescent seront plus chauds après la maladie que dans l'état ordinaire de santé. Sous ce rapport, les tissus laineux, appliqués sur la peau, sont indiqués, parce qu'étant les meilleurs conservateurs du calorique, ils garantissent parfaitement le corps des impressions du froid, et le maintiennent dans une chaleur toujours égale. Le convalescent sera donc couvert de larges vêtemens de laine, préférablement à tous autres, même dans les temps de chaleur; il aura soin, en outre, de renouveler fréquemment son linge, non-seulement pour tenir l'extérieur dans une propreté toujours salutaire, mais encore pour stimuler la peau, l'entretenir dans un état de souplesse, et favoriser la transpiration. Le lit d'un convalescent ne doit être ni trop dur ni trop mou; il ne reposera point sur la plume, qui a l'inconvénient d'échauffer beaucoup et d'exciter inutilement des sueurs toujours débilitantes; il est préférable qu'il soit couché sur la laine, ou mieux encore sur le crin; il ne se chargera point de lourdes couvertures, qui, par la pression qu'elles exercent sur toutes les parties, peuvent entretenir une moiteur incommode, et diminuer beaucoup la propriété restaurante du sommeil; il se gardera bien de s'enfermer complètement dans des rideaux qui forment un obstacle à la pénétration et au renouvellement de l'air, cet élément de la vie, qu'il lui est si important de respirer dans toute sa pureté. La propreté du corps étant une des conditions les plus indispensables à la santé, il ne suffira pas

que le convalescent change souvent de linge , il devra
prendre quelques bains tièdes lorsque ses forces commen-
ceront à revenir , et surtout après quelques maladies de
peau ou nerveuses : les bains auront d'ailleurs l'avantage
non-seulement de nettoyer et de ramollir la peau, d'enlever
les débris de l'épiderme , mais encore d'ouvrir les pores ,
de faciliter la transpiration et d'en augmenter le produit.
On secondera puissamment les effets du bain en faisant pratiquer sur la peau des frictions sèches avec de la flanelle ,
qui ont la propriété de donner du ton et de la souplesse
au tissu cutané ; il est , nous le pensons , inutile de prescrire
les bains froids, qui , en aucun cas, ne peuvent convenir à
une frêle machine, encore accablée d'un désordre récent;
ils ne pourraient être supportés sans danger. La chevelure sera
peignée avec soin et débarrassée de la crasse épaisse formée
par la transpiration. Le convalescent ne doit point se permettre trop tôt la coupe des cheveux, elle pourrait avoir
les suites les plus pernicieuses. La tête lavée à l'eau froide
serait aussi susceptible d'occasionner des accidens fâcheux.
Enfin, si un convalescent est habitué à porter cette coiffure
d'emprunt, connue sous le nom de perruque, il y a autant
de danger à en abandonner tout-à-coup l'usage, qu'à se faire
couper prématurément la chevelure, parce que, dans l'un
et l'autre cas , on prive mal à propos la tête d'un véritable
vêtement.

Le choix des substances alimentaires, ajoute-t-il , contri-
buera puissamment à abréger le terme de la convalescence.
Les alimens seront donc choisis parmi ceux qui nourrissent
beaucoup sous un petit volume, et qui, en même temps,
sont d'une digestion facile; tels sont les bons bouillons ,
les consommés , les crêmes de riz, les œufs frais , le sagou,
le salep, le chocolat et autres analeptiques, qui, convenablement aromatisés, se donnent avec avantage , spéciale-

ment au début de la convalescence. Un peu plus tard, le convalescent pourra se permettre une nourriture plus excitante, c'est-à-dire qui se composera d'alimens plus solides, tels que le pain léger et bien cuit, les chairs fibreuses de diverses espèces d'animaux, spécialement des volailles de basse-cour, du mouton, du bœuf, même de certains gibiers, comme les perdreaux et les cailles, le poisson blanc et léger, les fruits bien mûrs, les alimens sucrés et les plantes légumineuses. Les viandes noires seront proscrites sévèrement, comme le chevreuil, le canard, les viandes salées, fumées, les substances grasses, oléagineuses, ainsi que la chair dense de certains poissons, comme le saumon, l'anguille, la carpe; enfin, on s'abstiendra aussi des végétaux revêtus d'une pellicule épaisse, insoluble; tous alimens d'une laborieuse digestion pour un estomac encore faible, et qui occasionnent des flatuosités, des maux d'estomac, des surcharges, des vomissemens et des diarrhées.

La quantité des alimens sera toujours proportionnée au degré de forces digestives. En général, après les maladies de longue durée, les substances nutritives ne doivent être prises que peu à peu, en petite quantité, et avec beaucoup de ménagement. Il serait dangereux que le convalescent satisfît complètement son appétit, après une diete sévère; il doit éviter de surcharger l'estomac. On augmentera par gradation la quantité des alimens, en passant successivement des plus légers aux plus solides, au fur et à mesure que les forces digestives récupèreront leur énergie. Nous avons eu occasion de remarquer qu'il faut à l'enfance et à la jeunesse, vu les pertes qu'on éprouve à ces âges, et l'accroissement rapide qui s'opère fréquemment à ces époques, une nourriture plus abondante et plus substantielle; les adultes, et surtout les vieillards, ressentent bien moins vivement le besoin de manger; aussi restent-ils long-temps dégoûtés, et ne recouvrent-ils l'appétit qu'avec lenteur. Relativement à la préparation des alimens, elle exigera deux conditions, dont la première est qu'ils aient subi une cuisson parfaite, et la seconde, qu'ils perdent le moins possible de leur substance nutritive; sous ce dernier rapport, les viandes rôties ou grillées l'emportent sur tous les autres modes de préparations; elles ont encore l'avantage d'exiger fort peu d'assaisonnemens.

Quant à la boisson, nous croyons que l'eau pure, n'étant pas assez tonique, ne convient nullement aux convalescens; mais, d'autre part, le vin sans eau est trop excitant. Il faudra donc tenir un juste milieu; or, la boisson la plus convenable sera un vin vieux, rouge, bien trempé, excepté à la fin du repas où l'on pourra se permettre de le boire pur; il est même bon de faire observer qu'un vin généreux, pris à petites doses, produit fréquemment de bons effets, et ranime efficacement les forces. Il est superflu, sans doute, d'interdire, dans l'état de convalescence, les liqueurs alcooliques, pernicieuses même aux personnes en bonne santé.

Nous terminerons nos conseils aux convalescens en leur recommandant un exercice modéré, qui, accélérant le mouvement circulatoire, excitera la transpiration, animera le jeu des poumons par le changement et le renouvellement continuel de l'air, stimulera l'appétit, et fournira même à l'esprit de salutaires distractions. Selon que le malade sera capable de supporter un exercice doux, modéré et agréable, il devra s'empresser de le prendre, car il hâtera puissamment le retour à la santé; mais cet exercice ne sera point poussé jusqu'à la fatigue, sa durée sera relative au plus ou au moins de force ou de faiblesse du convalescent.

QUATRIÈME PARTIE.

DE LA VIEILLESSE.

Après avoir parcouru les trois premières périodes de la vie, nous arrivons à celle qu'on a désignée avec juste raison comme en étant l'*hiver*, ou, si l'on veut, comme celle où les forces vitales diminuent graduellement et finissent par s'éteindre. C'est alors que les plus belles formes s'évanouissent par suite d'une sorte de contraction musculaire; la graisse, qui dans les autres périodes distendait la peau, disparaît peu à peu, et cette disparition se fait connaître par les rides qu'elle laisse après elle. On ne vit plus alors que de souvenirs, et, chose digne de remarque, c'est qu'autant on est prodigue de la vie dans l'adolescence et la virilité, autant on tient à la conserver dans la vieillesse. Sous plus d'un rapport, l'on peut dire que cette dernière saison de la vie se rattache à celle de l'enfance. On la voit toujours arriver avec peine, principalement la femme, pour qui la perte de sa beauté est en général une mort anticipée. A la page 93 de cet ouvrage, en parlant de l'influence des âges sur l'habitude extérieure du corps, nous avons donné quelques détails relatifs à la vieillesse; pour ne pas nous répéter, nous y renvoyons nos lecteurs. Les phénomènes qui accompagnent la vieillesse s'expliquent de la manière suivante : au moment où les forces vitales cessent de fournir les matériaux nécessaires à l'accroissement, la chaleur, principe ou élément indispensable de la vie, diminue vers l'âge de cinquante-cinq à soixante ans jusqu'à la mort. Cet homme, naguères plein de vitalité, si apte à la génération, parvenu au *summum* des forces physiques et morales, et dont l'activité digestive fournissait à la circulation artérielle les principes d'une bonne nutrition et de calorification, cet homme, dis-je, a perdu tous ces avantages, et sa vie peut être comparée à la végétation des arbres pendant l'automne. Jusqu'à présent, la description des trois premières époques de la vie ne nous a présenté que des tableaux plus ou moins rians ; nous avons offert tour-à-tour les divers phénomènes qui se montrent dans l'enfance, l'adolescence et la virilité ; nous avons maintenant à décrire ceux de la vieillesse, qui ne sont pas moins dignes de fixer toute notre attention.

Tous les philosophes, les moralistes et les législateurs recommandent d'honorer la vieillesse. C'est assurément un hommage qui lui est dû pour les services que la société en a reçus. En effet, parmi les vieillards, on trouve un grand nombre d'hommes qui ont illustré les sciences, les arts et les lettres, et qui ont puissamment contribué à reculer les bornes des connaissances humaines et de la civilisation ; d'autres ont prodigué leur sang pour la défense de la patrie ; un grand nombre ont fécondé notre sol, l'ont enrichi des pratiques qu'ils ont importées de lointains climats, et, en cherchant à arracher à la nature ses secrets, nous ont ouvert la carrière des sciences, des arts, de l'industrie et des belles-lettres. Que de titres, que de droits la vieillesse n'a-t-elle donc point à notre reconnaissance ! Par un juste retour, entourons-la de notre amour, de notre respect, de notre gratitude, et attachons-nous à cacher avec soin sous des fleurs la tombe qui est près de s'ouvrir pour elle. Tous les peuples ont professé ces sages préceptes, et la nature et la religion les ont gravés dans tous les cœurs ; malheur à celui qui s'oublie jusqu'au point de les enfreindre !

Cette quatrième période de la vie se présente avec un nouvel ordre de choses. L'on sait, et nous l'avons déja dit, que toutes les saisons vitales offrent entre elles une égale ressemblance chez tous les êtres organisés : 1° la période d'accroissement ; 2° celle d'état ; 3° celle de déclin, ou de décroissement. Dans celle-ci, nous allons donc voir toutes les parties, tous les organes diminuer insensiblement d'activité, s'affaiblir et donner lieu à un autre ordre de phénomènes ; ainsi la perspiration cutanée ne se prête, pour ainsi dire, plus à l'accomplissement des fonctions de l'absorption et de la transpiration, à cause de la sécheresse de l'épiderme et de l'épaisseur de la peau. La circulation est lente (1) ; le cœur ne se contracte plus avec la même énergie ; la plupart des petits vaisseaux s'oblitèrent ; les grands sont obstrués par l'incrustation d'une substance de nature calcaire, qu'on nomme ossification ; les divers liquides tendent à s'épaissir, même à se solidifier ; les dents sortent et tombent de leurs alvéoles parce qu'elles cessent de recevoir la nourriture qui leur est nécessaire. En même temps que ce travail s'opère, les gencives durcissent et rendent, avec le temps, à la digestion, à peu près le même service que lui rendaient les dents ; les muscles s'affaiblissent, ce qui donne lieu à de fréquens accidens. Ainsi, lorsque ceux de la vessie ou du rectum sont frappés d'une atonie prononcée, les urines et les matières fécales séjournent quelquefois si long-temps qu'ils ne peuvent être extraits que par des moyens chirurgicaux, tandis qu'au contraire ces

---

(1) C'est à cette lenteur dans la circulation et à la quantité moindre de sang qu'il faut attribuer le peu de maladies véritablement inflammatoires qui se montrent à cet âge ; le sang est aussi plus noir, moins fibreux, comme on peut le voir chez la femme, à mesure qu'elle approche de l'âge critique, duquel elle n'a qu'un pas pour arriver à la vieillesse.

excrémens s'échappent involontairement quand les muscles, dont la fonction est de les retenir, ont perdu leur ressort : tous les mouvemens sont lents et tremblans, la voix est cassée. On a remarqué que les vieillards d'une constitution sèche vivaient plus long-temps que ceux qui étaient très replets. Le cerveau, fort souvent, ne préside plus avec le même ordre à l'exécution des fonctions intellectuelles, et l'habitude quelquefois supplée aux facultés de cet organe. Les voies digestives, comme nous avons déja essayé de le démontrer, élaborent imparfaitement les alimens, l'absorption dès-lors est rendue difficile et incomplète, les vaisseaux chylifères sont eux-mêmes peu propres à remplir leurs fonctions et l'individu s'éteint faute de nutrition. Un seul système chez les vieillards marche vers un état d'accroissement, c'est le système osseux ; les cartilages des vertèbres, des côtes et des articulations s'ossifient, les vertèbres s'aplatissent, ce qui explique suffisamment la diminution de la taille des vieillards ; le corps est porté en avant par suite de la faiblesse des muscles de la région lombaire, et l'ossification des cartilages intervertébraux s'oppose à son redressement ; la station du corps devient aussi très difficile, et les vieillards se verraient forcés parfois de marcher sur les quatre membres, comme dans la première enfance, s'ils n'offraient au soutien de leur corps une base de sustentation plus large à l'aide d'un bâton.

Si l'adolescence est plus précoce chez la femme que chez l'homme, la vieillesse s'y présente aussi de meilleure heure. Celle-ci ne voit pas sans regret approcher cette époque de la vie où ses charmes vont se flétrir et ses yeux perdre leur éclat. Son âme est en proie aux rians souvenirs de la jeunesse qui lui a offert tant de chances de bonheur. Plaire, a-t-on dit, est le premier désir de la femme ; l'idée de cesser de plaire est son dernier soupir.

La vieillesse a lieu chez la femme immédiatement après la cessation de la menstruation. La nature du climat influe d'une manière particulière sur l'arrivée de cette époque ; car c'est à l'âge de trente-cinq ans qu'elle s'annonce dans les pays chauds , et à quarante-cinq dans les pays froids. La constitution individuelle ne laisse pas que d'exercer également une très grande influence, et la femme délicate et d'une vie sédentaire , toutes choses égales d'ailleurs , arrivera plus vite à son époque critique , que celle qui est douée d'une constitution forte , et adonnée aux travaux pénibles de la campagne.

Les signes précurseurs de cette époque sont , comme nous l'avons déjà dit, les variations et la diminution progressive dans l'écoulement menstruel, quelques mois avant sa disparition complète. Si cette suppression a lieu sans variations et diminution préalables , il ne manquera pas d'en résulter des maladies, d'abord légères en apparence, mais capables de produire plus tard de grands désordres dans l'économie. Quelquefois même la femme n'est pas à l'abri d'accidens , quoique l'écoulement menstruel ait cessé progressivement, mais alors ils sont dus à quelque dépravation dans ses fluides. Il arrive également , chez quelques-unes, qu'un écoulement blanc supplée à l'écoulement sanguin, au moins pendant quelque temps ; avec lui disparaît aussi l'action des organes génitaux. Le moral de la femme change à l'époque de ce grand travail de la nature , de même que toutes les parties de l'économie. Les ovaires s'atrophient, la matrice et les mamelles s'affaissent, le corps ne conserve plus ses contours gracieux, ses formes arrondies, la peau devient dure, épaisse ; et, comme je le dis dans mon *Traité sur les Dartres* , 6ᵉ édition, la femme ne se distingue plus guère de l'homme que par les parties extérieures de ses organes sexuels , ainsi que cela avait lieu dans l'enfance.

Il est d'observation, et ceci est d'une très grande utilité
pour l'étude de l'hygiène, que l'homme, depuis le moment de sa naissance jusqu'à celui de sa mort, passe insensiblement par divers tempéramens, et contracte toutes les
prédispositions morbides propres à chaque âge.

Les diverses maladies susceptibles d'affecter la vieillesse
sont la plupart de nature chronique, et le pronostic en est
toujours fort grave. Hippocrate a désigné, comme faisant
partie des maladies de la vieillesse, les catarrhes pulmonaires secs ou humides, la goutte, qui est ordinairement
le produit des excès habituels dans les plaisirs de l'amour
et de la table, ce qui a fait dire aux poètes que la goutte est
fille de Vénus et de Bacchus; l'asthme, les douleurs rhumatismales, les coliques néphrétiques et tout le cortége
des maladies des voies urinaires, tels que la strangurie et
la dysurie, qui sont ordinairement les premiers symptômes de la présence d'un calcul dans les reins ou dans la
vessie, le racornissement des vaisseaux urinaires, depuis
les uretères jusqu'au canal de l'urètre, et quelquefois
même leur ossification, ainsi que le peu d'énergie vitale des
reins, ce qui contribue à rendre la sécrétion de l'urine et
son excrétion beaucoup plus difficile que dans les jeunes
gens. Ceci paraîtrait, au premier abord, contraire à ce qui
se passe dans l'âge adulte relativement à la correspondance
immédiate de la peau avec les organes urinaires; mais il
n'en est pas de même chez le vieillard; la peau a, en effet,
perdu son action sans que les reins puissent suppléer par
la sécrétion urinaire à la perspiration cutanée. La présence des varices est encore une des grandes maladies de la
vieillesse. La cause de cette affection doit être attribuée à
la prédominance du sang veineux qui se porte vers les diverses régions de notre corps; de là les hémorroïdes, les
vertiges, l'apoplexie et la paralysie. La peau est devenue

rude et sèche par défaut de transpiration insensible, et souvent l'épiderme s'en détache en écailles, ce qui donne lieu à de fréquentes démangeaisons; la sécrétion des criptes et follicules graisseux ne s'opère plus, et il en résulte l'amaigrissement général de tout le corps. La décoloration du système cutané, la pâleur du visage, les taches bleuâtres, les signes du scorbut, sont les tristes effets de la décomposition du sang.

Les vieillards sont ordinairement affectés d'insomnies opiniâtres, ce que l'on attribue à la rigidité des fibres du cerveau; leurs yeux s'affaiblissent avec plus ou moins d'intensité, suivant que l'individu aura exercé ces organes en se livrant à des travaux qui peuvent, par leur propriété physique, les affecter d'une manière plus sensible; tels sont tous les corps brillans ou d'un petit volume pour lesquels on a besoin de faire usage de verres qui grossissent les objets, le travail à la lumière artificielle, etc. Toutes ces causes peuvent amener une diminution dans la sensibilité de la rétine et l'atrophie du nerf optique. L'humeur aqueuse perd sa transparence et diminue de quantité, le cristallin devient opaque et la cécité est alors complète. L'ouïe éprouve aussi une altération semblable par la suite des années; la sensibilité du nerf acoustique s'affaiblit, les fluides qui garnissent les canaux s'épaississent, les osselets de l'ouïe se réunissent entre eux, de manière à ne former qu'un seul os : à ces affections signalées par Hippocrate, on peut encore en ajouter bien d'autres, telles que les obstructions de toute espèce; celles du foie, de la rate, l'hydrothorax, l'ascite, la goutte, les rhumatismes, la pierre.

Il est bien certain que les maladies de la vieillesse sont celles qui sont les plus rebelles à l'art de guérir et qui réclament du médecin les soins les plus assidus, et infiniment de prudence dans ses prescriptions.

Si nous examinons avec soin les qualités morales qui se remarquent chez les vieillards jusqu'à leurs derniers momens, nous trouverons qu'elles ne sont composées que de passions tendant à la conservation et au bien-être de leur propre personne ; ils sont généralement durs pour tout ce qui ne les touche pas, craintifs, colériques, envieux, sobres par avarice, esclaves des richesses, opiniâtres, ennemis des jeux et des plaisirs de la jeunesse.

Cabanis pense que le moral des vieillards ne change que par la force des douleurs que leur font éprouver les diverses maladies dont ils sont atteints.

Comme en général la vieillesse s'annonce par le blanchiment et la chute des cheveux, nous allons consacrer deux articles à ces phénomènes intéressans sur lesquels nous avons reçu des notes d'un médecin qui paraît en avoir fait une étude particulière, et qui sont consignées, en grande partie, dans le curieux ouvrage de MM. Normandin.

De la Canitie ou blanchiment des cheveux.

La canitie a été divisée en *congéniale* ou des enfans, en *sénile* ou des vieillards et en *accidentelle*.

La canitie est ou générale ou partielle, c'est-à-dire que le plus souvent elle attaque les cheveux d'abord, et ensuite les poils sur toute l'étendue du corps, tandis que, dans d'autres circonstances, elle ne se montre que sur quelques parties. Dans ce cas M. Cullerier l'a distinguée en canitie locale et en canitie générale (1). Cette dernière ne vient que graduellement et est longtemps incomplète. Ce médecin, pour preuve de cette canitie locale, dit avoir un ami de collége dont la moitié de la tête est blanche et l'autre noire.

_____
(1) Dictionnaire des sciences médicales.

Il connaît aussi un homme de trente ans qui a une touffe de cheveux blancs sur le pariétal gauche entourée de cheveux noirs. Il est des circonstances où les poils blanchissent avant les cheveux ; ainsi M. Cullerier a vu également à l'hôpital une femme de vingt-quatre à vingt-cinq ans dont les poils du pubis étaient très-blancs , quoique ses cheveux fussent très-noirs. Schenck rapporte qu'un jeune homme a eu la barbe très-blanche au moment de son apparition. Cependant , presque toujours la canitie commence par la tête ; elle passe ensuite au poil du menton , de-là à la poitrine, et successivement aux autres parties du corps ; ceux des aisselles sont les derniers à blanchir. Ceci paraît conforme aux lois établies par la nature : en effet, les cheveux se montrent plusieurs années avant les poils ; leur décoloration doit nécessairement précéder celle de ces derniers qui ne paraissent qu'à la puberté. Il se présente ici une question : les femmes éprouvent-elles la canitie avant les hommes ? Il serait bien difficile d'en donner la solution , attendu que nous avons autant d'exemples de confirmations que d'exceptions. Ainsi l'on voit des hommes et des femmes , encore jeunes , porter des cheveux blancs, et quelques-uns parvenir à une extrême vieillesse , et conserver leurs cheveux noirs. On a également prétendu que la tête des sujets bruns blanchissait plus tôt que celle des blonds ou des roux. C'est une erreur ; la même quantité de cheveux blancs sur la tête d'un brun , d'un blond ou d'un roux présente chez ces derniers une canitie plus avancée que chez les premiers , à cause de la couleur des cheveux.

Canitie congéniale.

La canitie congéniale, qu'on nomme aussi originelle , est celle, avons-nous dit, qui se montre chez les enfans. Cette métamorphose a été observée par plusieurs médecins qui ont reconnu que les cheveux des enfans qui en sont atteints, ont rarement le blanc de lait de ceux des vieillards, et que le plus souvent ils sont d'un blanc clair, argenté qui tire quelquefois sur le blond. Les sujets qui sont dans ce cas ont la peau très blanche, et sont d'un tempérament lymphatique et fort délicat.

La canitie congéniale peut s'étendre à toute la tête ou n'être que partielle; ainsi, plusieurs médecins, parmi lesquels nous citerons Ridlinus, ont vu des enfans dont tous les cheveux étaient blancs et tirant un peu sur le blond. Ce dernier en a soigné, de la rougeole, un dont les cheveux étaient de couleurs variées. Georges Banneus parle d'un autre enfant dont la moitié des cheveux était très blanche et l'autre très noire. Thomas Bartholin rapporte une semblable observation qui lui est propre; mais un des faits les plus curieux est celui qui est rapporté dans les *Ephémérides des curieux de la nature* (1) : il a pour but un domestique de campagne qui, depuis son enfance, avait les cheveux et les poils de la barbe d'un côté tout jaunes et de l'autre tout blancs. Après une maladie aiguë, et à la suite d'une alopécie, ses cheveux et ses poils furent remplacés par d'autres très-noirs.

Canitie sénile.

La canitie sénile ou des vieillards, que l'on peut aussi appeler canitie naturelle, n'a pas d'époque fixe pour son invasion. Cependant, pour l'ordinaire, les cheveux commencent à grisonner vers trente-cinq ou quarante ans; quelquefois plus tôt, quelquefois plus tard. Parmi di-

(1) Deuxième année.

vers exemples, nons nous bornerons à citer celui d'un sol-
dat(1), âgé de dix-huit ans, dont les cheveux étaient déjà aussi
blancs que ceux d'un vieillard de soixante ans. La canitie,
avons-nous dit, commence par la tête : d'abord ce sont les
cheveux des tempes qui blanchissent; peu à peu la canitie
gagne le sommet de la tête et l'occiput. Ce n'est que lorsque
la tête a grisonné ou blanchi que les poils du menton éprouvent le même changement. En général la canitie sénile est
accompagnée de la calvitie ; quoique ces deux affections
soient le partage de la vieillesse, on trouve cependant quelques sujets parvenus à un âge avancé qui ont conservé leurs
cheveux noirs.

Canitie après la mort.

Cette espèce de canitie pourrait à la rigueur être rangée
parmi les suivantes, puisqu'elle survient spontanément ;
mais comme elle se montre sur les corps privés de vie, nous
avons cru devoir en faire une classe à part. Les canities
post mortem, quoique assez rares, ont cependant été observées par des médecins dignes de foi. Il nous suffira de citer
les *Ephémérides des curieux de la nature* (2) qui offrent
deux observations intéressantes, l'une d'un homme dont les
cheveux, noirs pendant sa vie, étaient devenus blancs trois
jours après sa mort, et l'autre d'un ouvrier mort à quatre-
vingt-six ans, dont les cheveux étaient toujours restés noirs,
et qui blanchirent entièrement le lendemain de sa mort.

Canitie accidentelle.

Cette canitie nous paraît pouvoir être sous-divisée en canitie pathologique, ou produite par des affections morbifi-

---

(1) Ephémérides des curieux de la nature, 1re année.
(2) Troisième et huitième années.

ques , et en canitie spontanée , ou due à des impressions morales très vives.

Canitie pathologique.

L'expérience a démontré qu'un grand nombre de maladies pouvaient produire la canitie ainsi que toutes les causes qui peuvent déterminer une atonie et une faiblesse extrèmes. Du nombre de ces maladies sont les dartres, la lèpre , la teigne (1) , les céphalalgies vives et chroniques , les affections syphilitiques très anciennes et dégénérées , les grandes hémorrhagies , les chagrins prolongés, l'abus du coït et des boissons spiritueuses , les traitemens mercuriels, les empoisonnemens , les purgatifs violens (2) , les contentions d'esprit journalières , les maladies aiguës , les affections chroniques très prolongées, telles que la phthisie pulmonaire, etc.

Il est aussi reconnu que le poil blanchit sur les anciennes cicatrices des animaux , et surtout des chevaux, de même que par l'effet du cautère actuel qu'on emploie pour les marquer.

Canitie spontanée.

Nous donnons ce nom à la canitie produite subitement par une impression morale très vive. Un des plus célèbres physiologistes , Haller, les révoque en doute; il pense que les canities ne peuvent survenir que graduellement ; cependant nous avons une foule d'exemples du contraire, attes-

---

(1) Les cheveux qui paraissent après la teigne sont bruns et très fins ; ils deviennent noirs si on prend le soin de les raser souvent.

(2) Je ne connais qu'un seul fait de canitie survenue à la suite d'un purgatif violent. Il est rapporté dans le Journal de Trévoux, année 1.

tés par des historiens et des médecins de beaucoup de mérite. Nous croyons nécessaire d'en présenter ici quelques-uns
que nous empruntons à MM. Normandin.

Première observation.

Diego Olarius, grand d'Espagne, devint épris d'amour
pour une jeune dame de la cour, qui le paya d'un si tendre
retour, qu'elle lui donna un rendez-vous dans un bosquet
du jardin du palais du roi. Pendant qu'ils s'entretenaient
de leur tendresse, les aboiemens d'un petit chien attirèrent
du monde en ce lieu ; notre amant, surpris en flagrant dé-
lit, fut arrêté et condamné à mort. La nouvelle de sa con-
damnation , dit Schenckius , lui fit éprouver une telle
impression, que le lendemain ses cheveux furent tout blancs.
Le roi instruit de ce fait lui accorda sa grâce, le regar-
dant comme assez puni de sa faute. Henneman a publié une
observation semblable.

Deuxième observation.

Sous le règne affreux de la terreur un des prisonniers de
l'Abbaye, M. M*** crut s'entendre nommer pour monter
sur la fatale charrette : ce ne fut qu'une fausse alarme ,
mais l'impression qu'elle lui causa fut telle , que le lendemain ses cheveux furent totalement blancs.

Troisième observation.

Lors de l'occupation de Paris par les alliés, et avant la
reddition de Vincennes , un agent de police fut chargé de
porter une lettre au gouverneur de ce fort. Notre habile
agent se déguise en chiffonnier, et place au fond de sa
hotte une raie pourrie, dans laquelle il avait caché sa lettre.

Il traverse les lignes russes après un grand nombre de difficultés, et remplit sa mission. Au moment où il venait de remettre son paquet, il est saisi comme espion et conduit devant le prince Constantin qui le condamne à mort. Cet homme fut comme pétrifié de terreur; mais bientôt après, en homme habitué à jouer plusieurs rôles, il se rappela les ruses de son état et parvint, par ce moyen, à prouver au grand duc qu'il méritait, non la mort, mais une récompense pour avoir tout bravé afin de servir son prince. Le grand duc lui pardonna. Notre agent de police vit sa tête blanchie le lendemain de cette terrible scène, ce qui lui rappelle le péril qu'il a couru.

Quatrième observation.

Un homme avait attaché une corde à un rocher très élevé, et s'y était suspendu afin de dénicher de petits éperviers; mais son poids n'étant plus en raison directe de la force de la corde, elle se cassa, la frayeur qu'il en éprouva fut telle, que sa tête blanchit subitement.

On prétend que les calvities spontanées peuvent être partielles; on raconte à ce sujet l'anecdote suivante:

Cinquième observation.

Le roi de Navarre, dit Mathieu, ayant connaissance de l'édit de 1585, qui révoquait toutes les concessions faites aux protestans par le traité de Bergerac, en conçut un chagrin si violent, qu'une partie de sa moustache blanchit tout à coup.

La seule chose que l'observation ait constatée, c'est qu'il arrive parfois que de pareilles canities ne sont pas incurables, et qu'elles cessent avec les causes qui les ont produites, comme on va le voir.

Sixième observation

Borellus rapporte qu'un gentilhomme de Montpellier ayant été emprisonné à Paris, éprouva une telle frayeur du supplice auquel il se croyait condamné, qu'il devint totalement blanc dans l'espace d'une nuit ; mais dès qu'il fut reconnu innocent et qu'il se vit libre, ses cheveux ne tardèrent pas à reprendre leur couleur naturelle.

Septième observation.

Tout le monde connaît la fin tragique de l'infortunée princesse de Lamballe ; sa tête fut long-temps promenée au bout d'une pique par ses assassins, qui voulurent régaler M. Rousseau, son libraire, de cet affreux spectacle. La peine qu'en éprouva celui-ci fut si vive, que ses cheveux blanchîrent spontanément. Quelque temps après, quand le calme fut rentré en son âme, ils reprirent leur première couleur.

Quelques auteurs on cru que les cheveux blancs ou atteints de canitie étaient morts : c'est une erreur bien facile à démontrer, puisqu'on les voit constamment pousser comme les autres, et que, à la suite de la teigne, en les rasant souvent, ils reviennent à leur première couleur. Si les cheveux blancs étaient morts, il serait bien facile de ne pas avoir vulgairement la boule de neige, ou la tête blanche ; on n'aurait qu'à les teindre une fois pour toutes. Mais il est aisé de se convaincre que ceux qui recourent à cette vicieuse et dangereuse pratique, ont toujours la base d'autant plus blanche qu'ils poussent plus vite, tandis que tout le reste est noir ; de sorte que pour avoir constamment les cheveux teints partout, il faudrait avoir le soin de renouveler cette opération tous les deux ou trois jours.

Cette décoloration spontanée des cheveux par les impressions morales profondes, ou, si l'on veut, par les plus violens chagrins, tend à démontrer de plus en plus l'extrême sympathie qui existe entre le système nerveux et le système pileux. On a vainement tenté d'expliquer comment s'opérait cette prompte décoloration. Il est bien difficile de se rendre compte d'un fait qui, tout extraordinaire qu'il est, n'est pas moins bien démontré.

Plusieurs de ceux qui ont écrit sur la canitie, l'ont attribuée à l'aridité de la peau et au dessèchement du bulbe, tandis que d'autres croient qu'elle reconnaît pour cause un tempérament humide et flegmatique. Ces deux théories, évidemment contradictoires, peuvent cependant être vraies. En effet, M. le docteur Cullerier croit 1° que la canitie de l'enfance est due à la faiblesse muqueuse de l'organisation de cet âge ; 2° que la canitie accidentelle est l'effet de la perturbation dans l'organisation du bulbe, et de l'altération générale des fluides ; 3° que la canitie sénile ou des vieillards, dépend de la diminution évidente dans le volume du bulbe, de la constriction des vaisseaux, de la lenteur dans la circulation, et probablement de plusieurs autres causes encore qui échappent à notre perspicacité. Il eût été à désirer que cet habile médecin nous eût transmis son opinion sur la canitie spontanée. Cependant, d'après les explications qu'il a données sur la cause immédiate de diverses autres canities, il est aisé de voir combien les traitemens que le charlatanisme veut leur opposer sont peu rationnels.

Traitement interne de la canitie.

D'après tout ce que nous avons dit touchant la canitie, il est bien démontré qu'elle est la compagne de la vieillesse, ou la suite de quelque maladie, ou enfin de quelqu'im-

13

pression morale très vive. Pour prévenir ou arrêter les progès de la canitie sénile, les médecins de tous les âges ont proposé divers moyens dont l'efficacité est bien équivoque. Ainsi les uns ont donné les plus grands éloges à la thériaque, au mithridate, à la chair de vipère, à l'agaric, au gingembre, aux myrobolans, et souvent à ces deux dernières substances préparées de la manière suivante :

Myrobolans noirs privés de leur enveloppe . 5 onc.
Gingembre . . . . 2 onc.

incorporés dans suffisante quantité de beurre. Ils en prescrivaient depuis un jusqu'à deux gros par jour.

Razès assure qu'un de ses amis ayant bu un gros de cachauta ou vitriol (probablement très étendu d'eau), eut le lendemain tous ses cheveux noirs. Il nous est permis de révoquer en doute une observation qui n'a encore été confirmée par aucune autre. Nous ne répéterons point tous les prétendus spécifiques internes qui ont été préconisés contre la canitie ; nous nous bornerons à dire qu'ils ne sont maintenant colportés que par le charlatanisme ou l'ignorance.

Traitement externe.

Un grand nombre de traitemens externes ont été également proposés pour combattre ou prévenir la canitie, et nous ne craignons pas de dire qu'ils sont presque tous dictés par l'empirisme. Il en est un cependant, celui de Mercurialis, qui est basé sur des principes d'hygiène. Ce médecin conseille, comme moyens préservatifs, de se peigner souvent, de se frotter la tête fréquemment, de la laver à l'eau froide, de la tenir découverte, d'éviter l'oisiveté. Nous croyons ces conseils d'autant meilleurs à suivre, qu'en Italie, où l'on couche en général nu-tête, et où l'on pratique journellement des ablutions sur les cheveux, on voit moins de canities.

Un autre auteur, moins philosophe que Mercurialis, Zimara, indique, comme un moyen préservatif dont il a reconnu l'efficacité, de se laver tous les jours la tête avec le lait d'une chienne. Marcellus recommande l'eau dans laquelle on a fait bouillir une tête de veau très blanche. Ces moyens, auxquels nous pourrions en ajouter d'aussi ridicules, doivent être relégués parmi ces recettes indigestes dont on avait surchargé la matière médicale.

D'autres auteurs, voyant combien il était difficile de faire revenir dans leur état primitif des cheveux blanchis, se sont attachés à les teindre de diverses manières ; cet usage date de la plus haute antiquité. On sait même qu'il est un des points religieux de contestation. En effet, dit M. Cullerier, l'usage de se noircir la barbe et de lui ôter la couleur que la nature a voulu lui donner n'est pas un des moindres sujets de la haine implacable que portent aux Persans les Turcs sectateurs d'Omar.

Alopécie.

Alopecia, αλοπέκια.

Cette maladie prend le nom d'Alopécie de celui du renard, parce que cet animal, lorsqu'il devient vieux, est souvent atteint d'une gale qui produit la chute des poils.

L'alopécie est très rare chez les animaux ; chez l'homme elle est souvent accompagnée d'une lésion plus ou moins grande de la peau dans les parties où elle se manifeste. Quand ces cas se présentent, on voit l'épiderme s'en séparer sous forme d'écailles farineuses plus ou moins grandes, que le peigne enlève, et qui se renouvellent promptement. Au dessus l'on peut voir la peau qui est rougeâtre, quoique non douloureuse. Cette sorte de desquamation se montre plus abondamment, tant durant la chute des cheveux qu'après qu'elle a eu lieu. Elle prend le nom de *pelade* quand la peau a subi une plus grande altération ; il arrive aussi que cette maladie s'étend sur le front, les sourcils, le cou, etc. L'alopécie qui n'attaque que le cuir chevelu est connue sous le nom de calvitie, *calvities.*

Alopécie et calvitie des Enfans.

Alopécie congéniale.

Cette maladie est très rare chez les nouveaux-nés ; cependant l'on voit quelquefois des enfans naître sans cheveux, quoique provenant de parens sains. Presque toujours les enfans sont robustes, bien constitués, et leur cuir chevelu n'est atteint d'aucune altération morbide. Ce n'est guère que six mois ou un an après leur naissance que leurs cheveux commencent à pousser ; chez quelques uns, ce n'est même qu'après leur seconde année. Cet état ne devant être regardé que comme une de ces bizarreries dont la nutrition des organes produit des exemples, n'exige aucun traitement interne ou externe ; seulement on doit tenir proprement la tête et la laver de temps en temps.

Alopécie ou calvitie chez l'homme et causes qui la produisent.

La calvitie chez l'homme est beaucoup plus fréquente que chez la femme. Nous allons en présenter ici les causes ou du moins les principales.

1° *Toutes les maladies aiguës* ; elle annonce la convalescence du malade.

2° Beaucoup de maladies chroniques très longues, telles que :

Les *dartres* sur les parties pileuses, la *teigne*, la *lèpre*, le *scorbut*, la *céphalalgie*.

3° Les couches.

4° L'abus des plaisirs vénériens.

5° Tout état d'épuisement ou de faiblesse.

6° Les affections morales vives et prolongées.

7° Les travaux de cabinet.

8° Le virus syphilitique.

9° La masturbation.

Alopécie sénile ou des vieillards.

Cette calvitie est la suite nécessaire des progrès des ans; elle annonce l'oblitération des vaisseaux qui transmettent la nourriture aux cheveux. Elle paraît incurable parce que, dès que cette oblitération des vaisseaux a eu lieu, on ne doit point espérer de remédier à ce genre de calvitie. Il est vrai que les mémoires de l'académie royale des sciences offrent deux observations curieuses : l'une d'un homme à qui les cheveux sont revenus à soixante-dix ans, et l'autre à cinquante, après les avoir perdus par un coup de soleil. Ces phénomènes, s'ils sont bien prouvés, ne sauraient rien changer à l'ordre général que nous avons exposé.

Traitement de l'Alopécie.

Nous avons fait connaître un grand nombre de causes qui pouvaient produire la calvitie. Lorsque cette maladie se montre chez un individu, il est indispensable de remonter à la nature de ses causes; sans quoi toutes les pommades, tous les cosmétiques huileux seraient d'un effet nul. Il est bien évident que, dès que la cause productive de la calvitie est connue, il suffit de la combattre efficacement pour en arrêter les progrès, car il est un axiome bien connu : *Sublatá causá, tollitur effectus*. Ainsi :

1° Si la calvitie est produite par les vices dartreux, scrofuleux, teigneux, syphilitique, etc., il faudra d'abord combattre les dartres, la scrofule, la teigne, le virus vénérien par les méthodes curatives recommandées par la saine pratique. Dans ces cas le sirop Régénérateur du sang produit les plus heureux effets.

2° Si la calvitie reconnaît pour cause l'abus du coït ou la masturbation, l'effet cessera en mettant un terme à ces causes.

3° Un état d'épuisement et de faiblesse. Il est évident que dans ces deux cas on obtiendra de bons effets d'un régime adoucissant et nutritif, en y joignant les analeptiques, etc.

4° Les affections morales vives et prolongées. Il est bien reconnu qu'un grand nombre de maladies sont occasionnées par des affections morales ; malheureusement il est tant de causes qui peuvent les produire, et il en est d'une telle nature, qu'il est souvent bien difficile d'y remédier.

5° Les couches. La chute des cheveux, par suite des couches, est assez fréquente ; mais elle n'est point dangereuse, parce que toujours les cheveux reviennent. Un fait digne de remarque, c'est que Duhamel (1) a vu une femme dont les cheveux étaient blancs, et qui devinrent blonds à la suite d'une couche.

6° Presque toutes les maladies aiguës. Dans ce cas les cheveux reviennent le plus souvent lorsque l'individu a repris ses forces premières.

7° Certaines maladies chroniques très prolongées. Cette calvitie laisse peu d'espoir de retour aux cheveux, parce qu'elle reconnaît presque toujours pour cause une al-

(1) Mémoires de l'académie royale des sciences, t. II.

tération du tissu cutané et l'oblitération des vaisseaux pileux.

8°. Les travaux excessifs de l'esprit, Mais il est difficile pour ne pas dire impossible qu'un homme qui travaille d'esprit puisse y renoncer pour conserver sa chevelure.

Après avoir fait connaître que l'alopécie réclamait le traitement de la cause ou de l'affection morbifique qui la produisait, nous allons nous occuper de la médication externe.

Traitement externe de l'Alopécie.

Nous avons déja vu que l'alopécie, ou calvitie, se montrait souvent à la suite d'une maladie aigüe; dans ce cas, elle cesse presque toujours, et les cheveux se reproduisent quand la maladie est terminée et que le malade a repris ses forces, qu'il suit un régime convenable, qu'il fait un emploi modéré des toniques; mais si le sujet est d'un âge avancé, ils ne se reproduisent plus et tout traitement est illusoire. Nous devons donc faire observer : 1° que, dans aucun cas de calvitie, ceux qui en ont été atteints ne doivent se flatter d'avoir, après leur guérison, une chevelure aussi touffue que la précédente; 2° que la reproduction des cheveux est d'autant plus abondante que le sujet est moins avancé en âge; 3° qu'il y a l'espoir que les cheveux repousseront, si la cause productrice de la maladie a été complètement détruite.

Il est également reconnu que les cheveux se reproduiront bien plus difficilement lors d'une seconde alopécie qu'après la première; et qu'enfin une troisième, et surtout une quatrième les enlèveront sans retour, des parties de la tête où ils sont le plus touffus. Ces faits d'alopécie de la tête, ou calvitie, sont également applicables à l'alopécie générale.

Les meilleurs moyens à prendre, lorsque la calvitie se

déclare, consistent à couper aussitôt les cheveux, à raser trois ou quatre fois la tête à quatre ou cinq jours d'intervalle, à la tenir soigneusement couverte avec une calotte de flanelle d'Angleterre, afin que l'action du froid ne vienne point produire quelque affection catarrhale. Après que la tête est rasée, on doit y faire des fomentations diverses, suivant que le cuir chevelu est d'un tissu lâche et dans un état d'atonie, ou suivant que la peau est sèche, tendue et écailleuse. Dans le premier cas, plusieurs médecins ont conseillé les décoctions de feuilles de buis, de noyer, d'aurone, de petite centaurée, de marrube, les teintures vineuses, spiritueuses et aromatiques, étendues d'eau, telles que l'eau de cologne, l'eau de lavande; enfin les onctions avec l'huile de laurier, de camomille, etc. Dans le second, ils ont mis en usage les applications émollientes, telles que les divers cataplasmes, et principalement ceux avec de la farine de graine de lin et la racine de guimauve, les fomentations avec les décoctions de cette graine ou de cette racine et les onctions avec l'huile d'amandes douces ou d'olives récentes et non aromatisées; ainsi que le saindoux, la graisse de moelle de bœuf, car, dans ce cas, il ne faut qu'adoucir et non irriter; aussi les huiles de Macassar, de Célèbes, de Java, ou toute autre huile aromatique, doivent-elles être rejetées, attendu que, outre qu'elles ne peuvent rien sur le vice morbifique, elles ne manqueraient pas d'aggraver les accidens locaux, d'autant plus que ce dernier état de la peau indique toujours la présence du vice dartreux.

Il n'est pas indifférent de chercher à détruire un préjugé qui tend à accorder de la préférence à la graisse de certains animaux et qui est établi, à ce qu'il paraît, sur ce qu'ils ont de longs poils. C'est une erreur de penser que, pour cette raison, ces graisses puissent favoriser l'accroissement des cheveux. Comme tous les autres corps gras, elles n'agissent que par leurs propriétés adoucissante et relâchante, et n'ont aucun avantage sur celle de porc, celle d'oie, etc.

Plusieurs praticiens distingués pensent que, dans toutes les calvities ou alopécies on doit, comme nous venons de le dire, raser la tête. Quel que soit, dit Lagneau (1), le genre d'alopécie que l'on ait à traiter, il ne suffit pas de s'occuper du traitement spécial qu'il peut réclamer, en raison de ses causes et d'après les bases ci-dessus établies, il faut encore, et cette recommandation est d'une grande importance, faire raser la tête dès le commencement des remèdes généraux et réitérer l'opération plusieurs fois dans la suite, à mesure que les cheveux repoussent. Cette pratique, ajoute-t-il, qui a été recommandée par les meilleurs écrivains, tant anciens que modernes, offre des avantages incontestables, pour tous les cas de chute de poils, l'alopécie des vieillards exceptée. Rien n'est plus propre à faciliter leur reproduction et leur accroissement; elle retient momentanément dans les bulbes affaiblis les sucs nourriciers qui étaient destinés à des cheveux déjà malades, lesquels seraient indubitablement tombés un peu plus tard, malgré tout les efforts de la médecine, et les met par-là dans les conditions les plus favorables au développement ultérieur d'une chevelure plus belle et plus épaisse qu'elle n'aurait été sans cette attention. Ce procédé a encore la propriété d'appeler une nutrition plus active sur les villosités auparavant imperceptibles, et de leur donner la consistance et l'épaisseur des cheveux ordinaires. C'est pour cette raison qu'on a quelquefois employé ce moyen chez les nouveaux-nés affectés d'alopécie congéniale, lorsque leurs cheveux commencent à pousser; car alors ils sont très rares et d'une ténuité extrême. Il est aisé de voir, par ce passage, la grande utilité de raser la tête dans les calvities;

_____

(1) Dictionnaire de médecine en 18 volumes.

cependant il est des cas, et M. Lagneau les reconnait (1),
où cette opération peut être dangereuse. Le docteur Lanoix
a publié sur ce sujet (2) un mémoire intitulé : *Du danger
de couper les cheveux dans la convalescence des maladies
aigües*. Ce médecin assure que vers le déclin des fièvres
lentes et nerveuses, il s'est établi, sur le cuir chevelu, des
émonctoires naturels qu'il faut ménager, et pour cela ne pas
couper les cheveux qui défendent ces parties de l'action sé-
dative de l'air. M. Lanoix dit avoir vu deux femmes, auxquelles on coupa les cheveux à la suite d'une fièvre putride
et maligne, qui moururent subitement ; une troisième ne
dut sa conservation qu'à la force de l'âge et de son tempérament. Il pense que les cheveux, comme organes propres,
par leur dépendance sympathique avec le cerveau, et par
leur propriété non conductrice du calorique, sont essentiels
pour favoriser les crises qui peuvent s'opérer vers la tête,
et qu'on doit les conserver dans la crainte de troubler le
travail de la nature. Ces réflexions du docteur Lanoix nous
paraissent très judicieuses ; mais, comme on le voit, elles
ne s'appliquent qu'à un petit nombre de cas. Aussi, dans
toutes les calvities qui dépendent des maladies chroniques,
du virus dartreux, scrofuleux, teigneux, lépreux, d'un
état de faiblesse, des affections morales, des travaux d'esprit, de l'abus du coït, du scorbut, des maux de tête violens, etc., on doit toujours couper les cheveux et faire raser la tête.

D'après ce qui précède, il est bien reconnu que la coupe
des cheveux et le rasement de la tête doivent influer, non-

_____

(1) Cet habile praticien, dans un autre passage, convient qu'il y
a quelques exceptions, puisqu'il dit : Dans presque tous les cas de
calvitie, on se trouvera bien de raser la tête, etc.

(2) Société Philomatique, an V.

seulement sur leur reproduction, mais encore sur leur nutrition, lorsqu'ils ne peuvent pas se développer et qu'ils sont, pour ainsi dire, étouffés par ceux qui sont en pleine végétation.

Nous avons parlé de céphalalgies ou douleurs violentes de la tête qui produisent la calvitie ; nous ferons observer à ce sujet que la longueur des cheveux est quelquefois la cause productrice de ces céphalalgies, comme on en voit souvent des exemples. Nous connaissons un des plus habiles chimistes de la capitale, qui est en proie à des maux de tête insupportables quand ses cheveux sont un peu trop longs, ou s'il couche la tête recouverte du moindre linge, ce qui démontre encore l'action sympathique du système pileux avec le cerveau. La taille des cheveux peut donc influer sur la santé. Nous finirons cet article par une observation remarquable, c'est qu'il est reconnu qu'il y a moins de calvities, parmi les hommes, depuis qu'ils portent les cheveux coupés et qu'on soigne mieux la tête.

Hygiène de la vieillesse.

Le vieillard doit, comme l'enfant, être l'objet de la sollicitude spéciale du médecin ; nous ajouterons même de ceux qui l'entourent. Un air pur et sec est celui qui lui convient le mieux, afin que, sous le même volume, il trouve la quantité d'oxygène nécessaire à son existence. Un air impur augmenterait la faiblesse du système pulmonaire et circulatoire. Il devra éviter le passage subit du chaud au froid, et *vice versâ*; l'habitation dans un climat froid et humide lui est des plus contraires. Il lui convient de faire usage de vêtemens de laine, et de favoriser la transpiration insensible, qui se fait toujours difficilement à cause de la rudesse et la sécheresse de la peau : ce sont incontestablement les principales causes des maladies de la vieillesse.

Pour remédier en partie à cette mauvaise disposition de la peau , il sera bon de faire des frictions sèches sur tout le corps. On se sert, pour cela, d'une brosse douce, d'un morceau de flanelle ; mais l'éponge paraît mériter la préférence, comme étant plus propre à nettoyer la peau en enlevant les matières desséchées à l'orifice des vaisseaux absorbans. Les bains tièdes ne devront pas être négligés ; mais leur durée ne devra pas aller au-delà de trente à quarante minutes. Comme l'excès même des meilleures choses est nuisible, c'est ici le cas de faire l'application de ce précepte. Les vieillards se borneront donc à prendre un ou deux bains par mois : les bains pris plus fréquemment ne manqueraient pas d'affaiblir tous les organes, et principalement le système musculaire.

Nous avons dit que les vêtemens devaient être de laine ; nous ajouterons qu'il faut les renouveler souvent à cause de la nature âcre de la transpiration cutanée dont ils s'imprègnent. Leur ampleur sera suffisante pour laisser le mouvement des membres parfaitement libre ; on s'abstiendra, autant que possible, des ligatures sur les extrémités inférieures ; elles ne pourraient que favoriser la dilatation des veines, qui n'y sont déjà que trop disposées , comme nous l'avons dit précédemment en traitant des maladies de la vieillesse. La cravatte ne devra pas être serrée , dans la crainte de causer la stase du sang vers le cerveau, et de déterminer l'apoplexie; accidens qui pourraient résulter d'une constriction prolongée du col. Il faut éviter tout ce qui pourrait faire porter le sang à la tête , tandis qu'il est presque toujours avantageux de l'attirer aux extrémités inférieures ; la chaleur de ces parties ne pouvant être que favorable en préservant souvent de la diarrhée, qu'il n'est pas toujours facile d'arrêter.

Les alimens seront de bonne nature et pris en petite quantité, mais souvent; leur choix n'est pas indifférent pour l'estomac des vieillards ; on doit s'attacher à ce qu'ils soient de facile digestion , et particulièrement pour ceux qui sont privés des dents, dont l'absence empêche la mastication et rend la digestion stomacale laborieuse. Les organes de la digestion, à cet âge, sont, en quelque sorte, aussi délicats et sensibles que vers la première enfance ; aussi les viandes blanches, le poulet , le veau, les légumes contenant beaucoup de fécule, les herbes fraîches et le bon vin vieux coupé avec un peu d'eau, seront les alimens solides et liquides du vieillard.

Les alimens grossiers, venteux ou d'une digestion difficile, comme les viandes noires qui contiennent une grande quantité de principe nutritif, doivent être rejetés, quoique d'après l'épuisement formel du corps du vieillard, plusieurs auteurs recommandent de leur donner des alimens substantiels ; mais les propriétés vitales sont si languissantes chez eux, et leurs digestions si lentes et si pénibles, qu'il serait souvent dangereux de leur conseiller des alimens trop nutritifs ou en trop grande quantité. Au reste , il est bien reconnu qu'il ne faut pas donner à un organe plus de travail qu'il ne peut en faire, si on ne veut pas le voir périr. Le café, pris en petite quantité, est considéré comme tonique, mais échauffant; il ne peut convenir tout au plus qu'aux hommes d'un tempérament lymphatique, et nullement à celui qui serait doué d'une constitution pléthorique. Le thé peut être employé avec quelque avantage à cause de la propriété qu'il a de faciliter les digestions laborieuses. On veillera avec attention à l'exécution régulière de toutes les fonctions naturelles du corps, qui, tout en réagissant sur le cerveau par l'action sympathique des intestins et de la vessie avec cet organe, peuvent amener des maladies graves par la présence de ces excrétions dans leurs réservoirs naturels ; aussi la pa-

ralysie de la véssie est-elle assez fréquente chez le vieillard. Doit-on l'attribuer, comme certains auteurs le pensent, au retard apporté au besoin d'évacuer l'urine? Il est
plus naturel de penser que cette paralysie a lieu par les
suites inévitables de l'altération des diverses parties qui
composent l'appareil urinaire, altérations que nous avons
signalées en parlant des maladies propres à cet âge. Le
vieillard s'appliquera à faire un exercice modéré, dans un
air pur et exposé aux rayons du soleil; il doit être très
réservé sur le coït, car le moindre excès en ce genre lui
deviendrait funeste. Un sommeil de six à sept heures lui
est suffisant. Il joindra à cela, autant que possible, le
calme de l'esprit. Tels sont les moyens que la vieillesse
doit employer pour prolonger son existence.

De la mort et de ses signes caractéristiques.

Yong a considéré la vie comme un traité dont la mort
est la condition. En effet, c'est en vain qu'on chercherait à
en éviter l'accomplissement; la plus brillante santé, l'adolescence et la virilité ne sont qu'un faible rempart pour nous
dérober à ses coups. Il arrive souvent que la mort choisit,
pour nous frapper, les instans de la vie où nous croyons
avoir le moins à redouter sa faulx; c'est ce qui a fait dire à
Tibulle (1) :

Imminet, et tacitò clam venit illa pede.

Les causes qui concourent à l'entretien de la vie nous indiquent aussi une partie de celles de la mort ; nous disons
une partie, parce que ces dernières sont plus nombreuses

(1) Elégie XI, lib. 1.

et varient par leur effet; tous les êtres vivans sont soumis à l'action des autres corps, mais ils n'en éprouvent pas tous les mêmes influences; la différence de leur structure, celle de leurs fonctions en sont la raison physique, et expliquent pourquoi tous ne meurent pas de la même manière. Nous ne détaillerons point ici les diverses causes qui peuvent produire la mort; notre but est de nous borner à en reconnaître les signes, afin de ne pas être exposés à être enterrés vivans.

On divise la mort en mort naturelle ou vraie, et mort accidentelle ou apparente. La première ne laisse aucun espoir de retour à la vie; la seconde survient à la suite d'un grand trouble imprimé à l'économie animale, et dont les effets sont subits comme :

1° Dans l'*apoplexie*, où toute communication du cerveau avec le cœur se trouve interrompue;

2° Dans l'*asphyxie*. Dans celle-ci, l'on pense que la mort commence ordinairement par le poumon, et se communiquant au cerveau, s'étend ensuite au cœur et au reste du corps.

3° *La syncope*. Dans celle-ci, c'est le cœur qui est primitivement et principalement affecté.

Nous ne nous occuperons point ici de l'apoplexie ni de la syncope; nous nous bornerons à parler de l'asphyxie.

Signes de la mort.

Voici les signes que le docteur Pougens a donnés de la mort réelle :

1° *La face.* Front ridé, yeux caves, nez pointu, couleur noirâtre sur ses bords, lèvres pendantes, pommettes enfoncées, oreilles retirées en haut, menton ridé, peau sèche et livide, poils des narines et des cils recouverts d'une poussière grise, visage décomposé.

Cette face cadavéreuse s'observe souvent chez les personnes que l'on conduit au supplice : elle n'est donc pas un signe certain de la mort.

2° *Yeux*. La cornée transparente est recouverte d'une toile diaphane, qui se déchire quand on y touche, et qu'on enlève aisément en essuyant les yeux. Peu d'heures après la mort, les yeux deviennent flasques et mous. Signe incertain.

3° *Pouls*. Il faut chercher la pulsation de l'artère au poignet, le bras étant droit et fléchi, entre le pouce et le premier os du métacarpe, au pli du bras, aux artères carotides, aux temporales, aux aisselles, aux aines, aux artères crurales, à la région du cœur et même au côté droit de la poitrine, crainte de transposition de cet organe. Signes peu certains.

4° *Respiration*. Pour se convaincre si elle est éteinte, présenter à la bouche la flamme d'une bougie, un miroir ou un morceau de glace polie. Signe incertain.

5° *Froideur du corps*. Ce signe est très mauvais; plusieurs asphyxiés conservent de la chaleur, même long-temps après la mort.

6° *Roideur des membres*. Assez bon signe. Les articulations se roidissent ordinairement de suite après l'extinction de la vie ; quelquefois cependant cette roideur a lieu plus tard.

7° *Epreuves chirurgicales*. L'expérience a démontré que les incisions, les diverses brûlures avec un fer, la cire d'Espagne, les liquides bouillans, ainsi que l'électricité ne donnent pas toujours des signes d'une mort certaine.

8° *Putréfaction*. Si tous les signes que nous venons d'énumérer ne sont pas, à proprement parler, des caractétes certains de la mort, il est néanmoins évident que le plus souvent leur réunion en est une preuve incontestable. Cependant il n'en est qu'une de bien rigoureuse, c'est la putréfaction. Celle-ci porte avec elle le cachet de la décomposition de la machine animale. Elle réclame, pour s'établir, l'absence de la vie, parce que l'énergie et la puissance du principe vital s'opposent à ce mouvement; on n'en admet donc l'existence que lorsque cette énergie et cette puissance sont éteintes. La mort est par conséquent une condition nécessaire pour que le corps humain puisse éprouver la putréfaction, c'est-à-dire la décomposition de ses principes et la formation de nouveaux corps, dont la plupart décèlent leur existence par leur odeur putride. Outre cette odeur, le corps se gonfle et acquiert une couleur livide repoussante; et graduellement un état de mollesse, auquel succède la décomposition totale des muscles, cartilages, tendons, etc.

De l'asphyxie, ou mort apparente.

L'asphyxie est caractérisée par la suspension du pouls et de la respiration, elle peut être produite par strangulation, par l'aspiration des gaz délétères ou par la submersion.

On doit a M. Pia la première idée de secourir les noyés et asphyxiés. Presqu'en même temps, M. le baron Portal traça des instructions salutaires à cet effet, qui furent traduites en toutes les langues, et que le gouvernement faisait lire le dimanche au prône, dans les églises. Depuis, les membres du conseil de salubrité établi près de la préfecture de police de Paris, ont publié une instruction sur les secours à donner aux noyés et autres asphyxiés. Depuis, M. Le Roy, d'Etioles, dans un mémoire présenté à l'Académie royale des sciences, a démontré que, malgré

14

les découvertes de la chimie moderne, on sauve maintenant moins de noyés qu'autrefois.

En effet, du temps de M. Pia, on sauvait jusqu'aux huit neuvièmes des noyés tirés de l'eau, et maintenant on n'en sauve que les deux tiers. Nous renvoyons nos lecteurs aux instructions qui ont été publiées par ordre du gouvernement. Nous allons terminer cet ouvrage par quelques considérations sur le danger des inhumations précipitées.

Du danger des inhumations précipitées.

D'après tout ce que nous avons exposé sur l'incertitude des signes de la mort, autres que la putréfaction, il est évident et bien constaté qu'on a enterré des personnes vivantes et mortes en apparence. Aussi le législateur des Hébreux, Moïse, à qui l'on doit plusieurs admirables préceptes d'hygiène, prescrivait de garder les morts pendant trois jours (1). Les Romains avaient porté plus loin cette observation; ils conservaient leurs morts sept jours, et malgré cela, Pline parle de plusieurs morts ressuscités sur le bûcher, entr'autres de Caïus Elius Tubero. Le docteur Bruhier a recueilli un grand nombre de faits de personnes qu'on a rendues à la vie après qu'elles avaient perdu, pendant plusieurs jours, le pouls, la respiration et la chaleur naturelle.

(1) Une dame espagnole voulut qu'on observât à son égard cette règle : son mari, fidèle exécuteur testamentaire, s'y conforma; mais de peur sans doute qu'elle ne revînt à la vie, il la fit ouvrir le jour même de sa mort. Au reste l'Espagne est un des pays où l'on garde le moins les morts. Pour peu que vous dormiez longtemps, dit M. de Sangle, on vous enterre. En France, la loi prescrit de les garder vingt-quatre heures; mais cette loi est très souvent violée, surtout dans le midi de la France.

M. Julia de Fontenelle (1) a cité , d'après Camerains et
Mauchart , une femme hystérique, qui fut pendant six
jours dans un état de mort apparente , et qui ne donnait
d'autre signe de vie qu'une légère chaleur au creux de l'estomac. M. Barthès rapporte des faits très curieux , l'un
d'une dame qui , à la suite d'un accès de cataleptie , resta
sans pouls et sans respiration. Ne pouvant lui ouvrir la
veine , on la jugea morte , et l'on fit les apprêts de son
enterrement. Elle fut cependant rappelée à la vie par des
stimulans ; et , lorsqu'elle fut complètement rétablie, elle
déclara qu'elle avait vu tous les préparatifs qu'on faisait pour
l'ensevelir. Je n'ai point formé de doute, ajoute-t-il , sur la
vérité de cette épouvantable histoire , d'autant plus que j'ai
eu une connaissance très particulière d'un fait exactement
pareil, qui arriva à madame Margonet, de Montpellier.
Les Mémoires de l'Académie royale des sciences font mention d'une léthargie dans laquelle tomba un Irlandais, et
qui dura six mois.

Première observation.

Une dame du palais de la reine, éminemment douée de
cette constitution qu'on appelle nerveuse, tombe malade ,
quand Barthès , son médecin , malade lui-même, se voit
privé de lui donner ses soins. Une agonie rapide la jette
dans un état de mort ; les larmes ont coulé ; son cercueil se
prépare. Barthès l'apprend, s'arrache du lit où le mal le
retient ; il vole chez cette infortunée , fait suspendre les
apprêts de sa sépulture ; demande de la glace , en couvre
ce corps inanimé et froid. Quel prix de cette heureuse au-
dace ! Le cœur , dont tous les mouvemens avaient été sus-

(1) Recherches historiques , chimiques et médicales sur l'air.

pendus, recommence à battre; la chaleur renaît dans tous les membres; la vie s'y développe avec elle, et ce cadavre qu'on allait confier au dernier asile des mortels reprend le sentiment et la parole (1).

Deuxième observation.

Le chevalier de F***, employé à Calvi, en Corse, ne donnant aucun signe d'existence, à la suite d'une longue et douloureuse maladie, a été mis dans un cercueil, et, comme on était encore dans les grandes chaleurs, on a obtenu de le faire exposer, dès le soir de sa prétendue mort, au milieu de l'église, le service devant avoir lieu le lendemain. Il y fut placé, selon l'usage, sur deux tréteaux, son cercueil seulement recouvert d'un drap mortuaire. Quelle a été la surprise des gens chargés d'ouvrir les portes de l'église en trouvant le cercueil renversé. On s'empresse de rechercher les causes d'un pareil désordre; on ouvre la bière renfermant le malheurenx chevalier de F***, il était encore palpitant, et venait d'étouffer après avoir fait des efforts extraordinaires ponr sortir de sa prison, ce qu'attestaient les contusions et déchirures observées sur diverses parties de son corps.

Troisième observation.

Milady Roussel, après un accès d'hystérie des plus violens, donna tous les signes de la mort. On voulait la faire ensevelir; mais son mari, qui connaissait l'affection à laquelle elle était sujette, et qui d'ailleurs en était éperduement amoureux, s'y opposa formellement, et déclara même qu'il brûlerait la cervelle à quiconque oserait porter une main

(1) Éloge de Barthez, par M. le professeur Baumes.

impie sur le corps de son épouse; les ordres même de la reine ne purent le faire changer de résolution. Il veilla ce dépôt sacré pendant huit jours et huit nuits consécutifs, et le neuvième jour, le son des cloches suffit pour réveiller la prétendue morte. Son mari eut le double bonheur de sauver une épouse chérie, et d'arracher au supplice d'être enterrée vivante, une femme qui eût été une victime de plus ajoutée à celles qui sont dues à l'empressement que l'on met à célébrer les funérailles (1).

Quatrième observation.

Une enfant de douze ans, morte à Beaucaire des suites de la petite vérole, était déjà mise dans le cercueil lorsque le fossoyeur, sur le point de placer le couvercle, s'aperçut que la physionomie de la morte acquérait de la mobilité. Il en fit faire la remarque au prêtre qui lui rendait les derniers devoirs. On s'empressa d'ôter l'enfant du linceul, et les soins que lui firent donner ses parens la rendirent tout-à-fait à la vie.

Cinquième observation.

M. Doutre, négociant, étant au couvent des Jacobins de Perpignan, fut atteint d'une fièvre adynamique à laquelle on crut qu'il avait succombé. Dix-huit heures après cet état de mort, on se disposait à l'ensevelir, lorsqu'un de ses amis aperçoit un léger mouvement des yeux; aussitôt il en fait part à tous les assistans. On rapporte dans sa chambre le prétendu mort, qui, trente-deux ans après m'a raconté cette terrible anecdote.

(1) Apnéologie méthodique, par le docteur Des-Alleurs.

Sixième observation.

Le journal de Bordeaux (1) et celui de Paris (2) font mention d'un cadavre qu'une fossoyeuse trouva avec les yeux ouverts. S'étant empressée de les lui fermer, le cadavre ouvre la bouche et lui demande ce qu'elle veut.

Septième observation.

En Bavière, un homme de quarante ans, atteint depuis un an d'une phthisie pulmonaire, fut enterré trois jours après sa mort. Le fossoyeur achevant de remplir sa fosse, entendit du bruit dans le cercueil: deux hommes mettent trois quarts d'heure pour enlever la terre: il n'était plus temps, le corps était sans vie. On trouva la tête tournée du côté gauche, et les mains qui auparavant étaient croisées sur la poitrine, étaient étendues le long des jambes ; le cadavre était flexible et conservait encore de la chaleur sous les aisselles (3).

L'on peut enfin consulter avec le plus grand avantage l'*Essai de police médicale*, sur l'incertitude des signes de la mort et les dangers des inhumations précipitées, par Michel Levy ; le *Danger des inhumations précipitées*, du docteur Pineau, etc., etc.

Plusieurs auteurs, en attestant des faits semblables, ont été bien plus loin ; ils n'ont pas craint d'avancer qu'il y avait des individus qui jouissaient de la faculté de suspendre, suivant leur volonté, les fonctions vitales. En effet, Cheyne cite un colonel anglais qui, lorsqu'il le voulait, faisait cesser les mouvemens de son cœur. Minvielle et Chauvet (4)

(1) 30 juillet 1820.
(2) 5 août 1820.
(3) Journal de Paris, 4 avril 1822.
(4) Dissertation sur la respiration.

rapportent un fait bien plus étonnant qui leur fut raconté par M. le professeur Fouquet. Il s'agit, dit ce dernier, d'un espion qui, ayant été pris, et voyant son supplice assuré, essaya de s'y soustraire en contrefaisant le mort; il suspendit sa respiration et tous les mouvemens volontaires pendant douze heures, et supporta toutes les épreuves qu'on lui fit subir pour s'assurer de la réalité de sa mort.

Témoin de ces dangers, M. de La Serinière adressa au docteur Bruhier, au sujet de son ouvrage sur l'incertitude des signes de la mort, l'épître suivante :

Bruhier, ton immense ouvrage
Ouvre les yeux à bien des gens
Sur l'abus, le cruel usage,
D'enterrer les morts tout vivans.
Chacun frémit, ne peut s'en taire,
De clause expresse et salutaire,
Et déjà dans son testament
Ajoute un petit supplément
Qui servira de réglement
Pour brider l'héritier avide
Dont l'empressement homicide
Veut nous loger trop promptement
Dans cette église ou cimetière
Où nous reposeront longtemps.
Arrêt fatal aux survivans !
Collatéraux auront beau faire,
Ils attendront assurément
Quatre jours impatiemment :
Ce n'est pas trop en telle affaire,
Car je t'avouerai sans mystère,
Bruhier, qu'il me déplairait fort,
Bien à l'étroit dans une bière,
De m'y voir vif avant ma mort.

FIN.

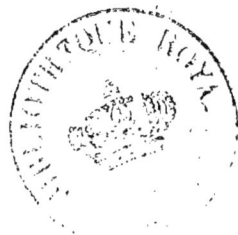

www.ingramcontent.com/pod-product-compliance
Lightning Source LLC
Chambersburg PA
CBHW071653200326
41519CB00012BA/2503